# DIETA ANTINFIAMMATORIA

La vostra guida culinaria per contrastare le infiammazioni croniche, ridurre il grasso addominale e potenziare il sistema immunitario.

Con ricette tradizionali italiane!

Hans-Peter Müller

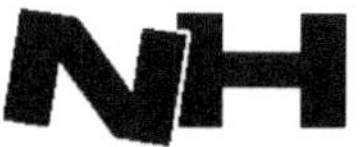

# INDICE

Inviare un'e-mail a

**nimbus.house.books@gmail.com**

con il soggetto **BONUS antinfiammatorio**

e riceverete l'e-book con le ricette per i vostri spuntini anti-infiammatori

e deliziosi e salutari frullati!

# INTRODUZIONE

Benvenuti nel vostro nuovo libro di cucina contro l'infiammazione! Qui troverete una raccolta di ricette sane ed equilibrate che vi aiuteranno a ridurre le infiammazioni nel vostro corpo e a migliorare il vostro benessere generale. Tutte le ricette sono state elaborate con ingredienti facilmente reperibili sul mercato italiano, per facilitarvi la cucina.

Ma questo libro di cucina non è solo una raccolta di ricette. Troverete anche informazioni sulla dieta FODMAP e sul modo in cui può contribuire a ridurre l'infiammazione nel vostro organismo. Inoltre, vi forniamo un piano alimentare di 28 giorni, in cui tutte le ricette del libro sono suddivise in pasti, in modo che possiate organizzare la vostra dieta in modo rapido e semplice.

Imparerete non solo a cucinare piatti gustosi e sani, ma anche come l'alimentazione può influire sulla vostra salute e sul vostro benessere. Su vi diamo consigli su come semplificare la vostra cucina, evitare gli sprechi e risparmiare tempo e denaro.

La dieta antinfiammatoria è un tipo di dieta che mira a ridurre l'infiammazione nell'organismo, spesso responsabile di molte malattie croniche come l'artrite, il diabete, le malattie cardiovascolari e molte altre. Una dieta antinfiammatoria prevede il consumo di alimenti con proprietà antinfiammatorie come frutta, verdura, cereali integrali, pesce e spezie come curcuma, zenzero e pepe di Caienna.

Ma non solo: questa dieta può anche aiutare a ridurre il grasso addominale, che è spesso associato a un aumento del rischio di malattie croniche come il diabete e le malattie cardiovascolari. L'eccesso di grasso nella zona addominale, infatti, produce sostanze infiammatorie che possono aumentare il rischio di infiammazione sistemica e di malattie croniche.

Una dieta antinfiammatoria può apportare anche molti altri benefici alla salute, come una migliore digestione, più energia e una pelle più sana.

Quindi, se volete migliorare la vostra salute e ridurre il rischio di malattie croniche, la dieta antinfiammatoria potrebbe essere la soluzione che stavate cercando.

Siete pronti a scoprire un nuovo modo di cucinare sano ed equilibrato? Buona lettura e buon appetito!

# LE BASI DELLA DIETA ANTINFIAMMATORIA

Per seguire correttamente la dieta antinfiammatoria, è importante conoscere i principi di base e gli alimenti da evitare. Innanzitutto, è necessario limitare o evitare completamente gli alimenti altamente trasformati e gli zuccheri raffinati, che possono aumentare l'infiammazione nell'organismo. È altrettanto importante limitare l'assunzione di grassi saturi, che possono causare infiammazioni sistemiche.

È invece importante includere nella dieta alimenti con proprietà antinfiammatorie, come frutta e verdura fresca, cereali integrali, legumi, noci e semi e pesci grassi come salmone e tonno. Inoltre, spezie come curcuma, zenzero, pepe di Cayenna e cannella possono contribuire a ridurre l'infiammazione nell'organismo.

La scelta degli ingredienti giusti è altrettanto importante. Quando scegliete la carne, optate per quella magra e biologica, e quando acquistate i latticini, scegliete prodotti a basso contenuto di grassi. In generale, cercate di scegliere alimenti freschi e biologici ed evitate quelli che contengono additivi, conservanti o altri ingredienti artificiali.

È importante essere consapevoli delle allergie e delle intolleranze alimentari, perché possono causare infiammazioni nell'organismo. Una dieta FODMAP può essere utile per chi soffre di IBS o di altre intolleranze digestive.

Infine, assicuratevi di scegliere ingredienti di alta qualità provenienti da fonti affidabili per garantire che la vostra dieta antinfiammatoria sia sana e sostenibile.

# NOTE IMPORTANTI

Una parte importante della **dieta antinfiammatoria** consiste nell'evitare i grassi saturi vegetali , che sono certamente tra le tossine più pericolose e diffuse nella dieta.

Uno degli alimenti **antinfiammatori** che dovreste consumare di più è senza dubbio la verdura. Le verdure a foglia verde, come cavoli e bietole, contengono potenti antiossidanti, flavonoidi, carotenoidi e vitamina C, che possono aiutare a proteggere dai danni cellulari.

Tuttavia, c'è **un'avvertenza.** Se avete una malattia autoimmune o un'infiammazione significativa nel vostro corpo, dovreste limitare le verdure con un alto contenuto di lectine, poiché le lectine possono essere un problema, ecco perché possono aumentare la permeabilità intestinale e quindi peggiorare la malattia.

Gli alimenti più problematici contenenti lectine sono i fagioli, i cereali, i legumi in generale e i membri della famiglia delle belladonna, come melanzane, patate, pomodori e peperoni. Gli alimenti ad alta concentrazione di lectine possono essere resi più "sicuri" con un adeguato ammollo e cottura, oltre che con la fermentazione e la germinazione. Inoltre, l'uso di una pentola a pressione è particolarmente utile per cucinare i fagioli.

Gli ossalati sono un altro componente vegetale che può causare problemi, in quanto non solo aumentano l'infiammazione ma peggiorano anche la funzione mitocondriale. Le persone soggette a calcoli renali di ossalato devono in genere seguire una dieta priva di ossalati. I principali alimenti ricchi di ossalati sono le patate (bianche e dolci), le mandorle, i semi, il cioccolato fondente, le barbabietole e i fagioli.

Ricordate, però, che quanto detto sopra vale solo per le persone che soffrono di malattie autoimmuni o di infiammazioni significative nell'organismo. Infatti, in questo ricettario troverete molte ricette a base di legumi e/o ossolati, che svolgono comunque un ruolo molto importante in una dieta sana e antinfiammatoria.

Quindi, se non avete gravi infiammazioni croniche e/o problemi digestivi, optate per le deliziose ricette con i legumi!

D'altra parte, i frutti di bosco crudi - soprattutto i mirtilli - sono un'ottima fonte di agenti antinfiammatori, poiché la maggior parte di questi frutti contiene poco fruttosio e ha un'elevata capacità antiossidante rispetto ad altra frutta e verdura.

Lo stesso vale per i funghi, spesso trascurati. Inoltre, contengono una serie di sostanze nutritive uniche che potrebbero non essere presenti in quantità sufficiente nella vostra dieta.

# ALIMENTI ANTINFIAMMATORI

Quando si segue una dieta antinfiammatoria, è importante scegliere alimenti che abbiano proprietà antinfiammatorie e che aiutino a ridurre lo stress ossidativo nell'organismo. Ecco alcuni degli alimenti più adatti alla dieta antinfiammatoria:

## Bacche

I frutti di bosco, come fragole, mirtilli e lamponi sono ricchi di antiossidanti e composti antinfiammatori, come le antocianine. Scegliete frutti di bosco freschi o surgelati e aggiungeteli ai vostri frullati, muesli o yogurt per un'esplosione di sapore e benefici per la salute.

## Verdure a foglia verde scuro

Le verdure a foglia verde scuro, come spinaci, broccoli e cavoli, sono un'ottima fonte di vitamine e minerali, oltre che di sostanze antinfiammatorie come carotenoidi e flavonoidi. Aggiungete le verdure a foglia verde scuro all'insalata o cuocetele al vapore come contorno.

## Pesce

Il pesce è una fonte di proteine di alta qualità e di grassi sani come gli omega-3, che hanno proprietà antinfiammatorie. Scegliete pesci grassi come il salmone, le sardine e le aringhe, che sono particolarmente ricchi di acidi grassi omega-3. Grigliate o affumicate il pesce su per un pasto leggero e salutare.

## Radici e tuberi

Le radici e i tuberi, come lo zenzero, la curcuma, le carote e le patate dolci, contengono composti antinfiammatori e antiossidanti che possono contribuire a ridurre l'infiammazione nel corpo. Aggiungete radici e tuberi ai vostri piatti preferiti per dare un tocco di sapore e benefici per la salute.

## Noci e semi

Noci e semi, come mandorle, noci pecan, semi di lino e semi di chia, sono una fonte di grassi sani, fibre e proteine, oltre che di composti antinfiammatori come i polifenoli. Mescolate noci e semi allo yogurt, al muesli o all'insalata per aggiungere sapore e benefici per la salute.

## Oli vegetali

Gli oli vegetali come l'olio d'oliva, l'olio di cocco e l'olio di semi di lino sono una fonte di grassi sani e di composti antinfiammatori come i polifenoli e gli acidi grassi omega-3.

Optate per cibi freschi e di stagione, privilegiate gli alimenti biologici quando possibile e cercate di cucinare in modo semplice, evitando spezie e tecniche di cottura eccessive che possono distruggere i componenti benefici degli alimenti.

Ricordate anche che la varietà è importante: cercate di mangiare una varietà di alimenti antinfiammatori.

Inoltre, alcuni studi hanno dimostrato che l'acido alfa lipoico, un antiossidante presente nella carne rossa e nel lievito, può contribuire a ridurre l'infiammazione. Tuttavia, è importante limitare il consumo di carne rossa a causa del suo elevato contenuto di grassi saturi e colesterolo. Meglio optare per fonti proteiche magre come il pollo, il tacchino, il pesce e le uova.

Quando si preparano gli alimenti, è importante evitare le tecniche di cottura ad alta temperatura, come la frittura, che possono aumentare la produzione di sostanze infiammatorie. Si consiglia invece di cuocere i cibi al vapore, alla griglia o in padella e di irrorarli con un po' di olio d'oliva.

Per quanto riguarda gli alimenti di origine vegetale, come frutta, verdura e cereali integrali, è importante che siano di stagione e coltivati biologicamente, senza pesticidi e altre sostanze chimiche nocive. In questo modo potrete beneficiare al massimo dei nutrienti contenuti negli alimenti, migliorare la vostra salute generale e ridurre l'infiammazione.


## CONSIGLI UTILI PER LA SPESA

Pianificate la spesa settimanale in modo da avere sempre a portata di mano gli ingredienti giusti per preparare i piatti della vostra dieta antinfiammatoria.

Cercate di acquistare frutta e verdura di stagione, perché spesso sono più fresche e gustose.

Quando possibile, scegliete frutta e verdura coltivate biologicamente per ridurre l'assunzione di pesticidi.

Acquistare proteine di alta qualità, come carne magra, pesce, uova, legumi e tofu.

Leggete sempre attentamente le etichette degli alimenti per evitare ingredienti dannosi come zuccheri aggiunti, grassi trans e conservanti artificiali.

Conservare gli alimenti in modo corretto, ad esempio conservando frutta e verdura in frigorifero e utilizzando contenitori ermetici per evitare il deterioramento.

Ecco una tabella per aiutarvi a organizzare e pianificare la spesa settimanale:

| Alimento/ingrediente | Quantità consigliata | Frequenza consigliata | Commenti e suggerimenti |
|---|---|---|---|
| Verdure a foglia verde | 500 g | Ogni giorno | Scegliete verdure fresche e di stagione. |
| Frutta fresca | 2 porzioni | Ogni giorno | Scegliete frutta fresca e di stagione. |
| Bacche | 1 parte | Ogni giorno | Scegliete bacche fresche e di stagione. |
| Radici e tuberi | 500 g | Ogni settimana | Scegliete patate, carote, topinambur, radici di prezzemolo, ecc. |
| Legumi | 300 g | 2-3 volte a settimana | Scegliete fagioli, ceci, lenticchie, piselli, ecc. |
| Pesce | 500 g | 2-3 volte a settimana | Scegliete pesce fresco e di stagione. |
| Carne bianca | 500 g | 1-2 volte a settimana | Scegliete pollo, tacchino, coniglio, ecc. |
| Carne rossa | 500 g | Ogni quindici giorni | Scegliete carne magra e di alta qualità. |
| Uova | 7 | Ogni settimana | Scegliere uova biologiche e/o uova macinate. |
| Noci e semi | 100 g | 2-3 volte a settimana | Scegliete noci, mandorle, semi di lino, ecc. |
| Olio extravergine di oliva | 500 ml | Ogni mese | Scegliete un olio d'oliva di alta qualità. |
| Spezie e aromi | come richiesto | Ogni giorno | Utilizzate spezie ed erbe per insaporire i vostri piatti. |

# COLAZIONI

## SMOOTHIE BOWL CON BANANA E AVOCADO

### Ingredienti per 1 porzione

1 banana matura

1 avocado maturo

240 ml di latte di mandorla

150 g di spinaci freschi

1 cucchiaio di semi di chia

1 cucchiaino di miele grezzo

1/2 cucchiaino di cannella in polvere

Guarnizione a scelta (frutta fresca, noci, ecc.)

### Preparazione:

- Tagliare la banana e l'avocado a cubetti e metterli nel frullatore con spinaci freschi, semi di chia, cannella in polvere e miele grezzo.
- Aggiungere il latte di mandorla e sbattere fino a ottenere una consistenza cremosa e omogenea.
- Versare il composto in una ciotola e guarnire con frutta fresca, semi di zucca o noci a piacere.

### Informazioni nutrizionali:

Calorie: 430 kcal

Grassi: 25 g

Carboidrati: 46 g

Proteine: 10 g

### Consigli per gli acquisti:

Assicuratevi di acquistare banane e avocado maturi, in modo che abbiano il sapore dolce e cremoso richiesto dalla ricetta.

Scegliete spinaci freschi e coltivati biologicamente per garantire la migliore qualità e ridurre l'assunzione di pesticidi.

Acquistate semi di chia biologici e non lavorati per ottenere il massimo valore nutrizionale.

Utilizzare latte di mandorla non zuccherato per evitare l'aggiunta di zuccheri raffinati.

### Suggerimenti per la preparazione:

Se il composto è troppo denso, aggiungere un po' di latte di mandorla.

Se volete un'opzione ancora più sana, potete sostituire il miele grezzo con un dolcificante naturale come la stevia o lo sciroppo d'acero.

# FRITTELLE DI BANANA E AVENA

## Ingredienti per 1 porzione

2 banane mature

2 uova

120 g di farina d'avena

1 cucchiaino di lievito in polvere

1 cucchiaino di cannella in polvere

1 pizzico di sale

Olio di cocco per cucinare

Frutta fresca a scelta per guarnire

## Preparazione:

- In una ciotola, schiacciare le banane mature con una forchetta fino a ottenere un composto omogeneo.
- Aggiungere le uova e mescolare bene fino ad ottenere un impasto omogeneo.
- Aggiungere i fiocchi d'avena, il lievito, la cannella e il sale e mescolare bene.
- Scaldare una padella antiaderente a fuoco medio e ungerla con un po' di olio di cocco.
- Versare la pastella nella padella e formare dei cerchi di circa 10 cm di diametro. Cuocere i pancake per 2-3 minuti per lato, finché non saranno dorati e cotti al centro.
- Servire i pancake caldi con frutta fresca a scelta e un filo di sciroppo d'acero o miele.

## Consigli per gli acquisti:

Scegliete banane mature e dolci, preferibilmente di coltivazione biologica.

Utilizzate uova provenienti da fonti controllate e biologiche.

Scegliete farina d'avena biologica senza zuccheri aggiunti.

Optate per una torta lievitata senza glutine.

La cannella può essere acquistata in polvere o in bastoncini.

## Suggerimenti per la preparazione:

Per una versione vegana, sostituire le uova con 2 cucchiai di semi di chia o di lino macinati.

## Informazioni nutrizionali (per porzione)

Calorie: 252 kcal

Proteine: 9,1 g

Grassi: 8,3 g

Carboidrati: 38,3 g

Fibra alimentare: 5,4 g

# YOGURT ALLE MANDORLE CON FRUTTI DI BOSCO

**Ingredienti per 2 porzioni:**

200 ml di latte di mandorla non zuccherato

100 g di yogurt greco senza grassi

1 cucchiaino di miele grezzo

1 cucchiaino di cannella in polvere

100 g di frutti di bosco misti (fragole, mirtilli, more)

1 cucchiaio di semi di chia

**Procedura:**

- In una ciotola, sbattere insieme il latte di mandorle, lo yogurt greco, il miele e la cannella fino a quando non sono ben combinati.
- Aggiungere i frutti di bosco misti e i semi di chia e mescolare delicatamente.
- Dividere il composto tra due ciotole o bicchieri e guarnire con altri frutti di bosco freschi a piacere.
- Mettere in frigo per almeno 30 minuti prima di servire.

**Consigli per l'acquisto e la preparazione:**

Assicuratevi di acquistare latte di mandorla non zuccherato, che potete trovare in qualsiasi supermercato italiano.

Per una versione vegana, sostituire il miele con sciroppo d'acero o d'agave.

Se volete un'opzione senza glutine, assicuratevi che i semi di chia siano certificati senza glutine.

Potete variare le bacche utilizzate a seconda della stagione o delle vostre preferenze personali.

**Informazioni nutrizionali per porzione**

Calorie: 141 kcal

Grassi: 5,5 g

Sodio: 205 mg

Carboidrati: 18,5 g

Proteine: 5,5 g

Questa ricetta è una colazione sana e gustosa che fornisce una buona dose di antiossidanti e proteine per iniziare la giornata con energia e vitalità.

# PORRIDGE DI QUINOA E FRUTTA SECCA

## Ingredienti per 1 porzione

50 g di quinoa

200 ml di latte di mandorla senza zucchero

1 cucchiaio di semi di lino

1 cucchiaio di semi di chia

1 pizzico di cannella in polvere

10 g di noci pecan tritate

10 g di mandorle macinate

1 Mela

1 banana

## Istruzioni:

- Per prima cosa lavare accuratamente la quinoa sotto l'acqua corrente.
- Mettere la quinoa in una casseruola con il latte di mandorla e cuocere a fuoco medio per circa 15 minuti, finché il liquido non sarà completamente assorbito e la quinoa sarà morbida.
- Aggiungere i semi di lino, i semi di chia e la cannella alla quinoa e mescolare bene.
- Tostare leggermente le noci pecan e le mandorle in una padella antiaderente e aggiungerle al porridge di quinoa.
- Tagliare la mela e la banana a cubetti e aggiungerle al porridge.
- Mescolare bene tutti gli ingredienti e servire il porridge caldo.

## Varianti:

Per rendere il porridge ancora più cremoso, si può aggiungere 1 cucchiaio di burro di mandorle.

Se siete intolleranti al lattosio, potete sostituire il latte di mandorla con latte di riso o di avena senza zucchero.

Se siete vegani, potete sostituire il latte di mandorla con latte di soia o di cocco senza zucchero.

Se siete celiaci, assicuratevi che la quinoa sia certificata senza glutine.

## Informazioni nutrizionali per 1 porzione

Calorie: 419 kcal

Proteine: 14 g

Grassi: 18 g

Carboidrati: 53 g

Fibra alimentare: 13 g

# MUFFIN AL CIOCCOLATO E BANANA

## Ingredienti per 1 porzione

120 g tazza di farina integrale

45 g tazza di farina di cocco

25 g di cacao in polvere non zuccherato

1 cucchiaino di lievito in polvere

1/2 cucchiaino di sale

2 banane mature, schiacciate

85 g di miele o sciroppo d'acero

55 g di olio di cocco fuso

2 uova grandi

1 cucchiaino di estratto di vaniglia

120 ml di latte di mandorla non zuccherato

95 g di gocce di cioccolato fondente

## Istruzioni:

- Preriscaldare il forno a 180°C. Foderare una teglia per muffin con 12 stampini di carta.
- In una ciotola capiente, mescolare la farina integrale, la farina di cocco, il cacao in polvere, il lievito e il sale.
- In un'altra ciotola, mescolare le banane schiacciate, il miele o lo sciroppo d'acero, l'olio di cocco fuso, le uova, l'estratto di vaniglia e il latte di mandorle.
- Aggiungere gli ingredienti liquidi a quelli secchi e mescolare delicatamente fino ad ottenere un composto omogeneo. Aggiungere le gocce di cioccolato e mescolare.
- Versare il composto nei pirottini preparati in modo da riempirli fino all'orlo.
- Cuocere per 18-20 minuti, o finché i muffin non saranno gonfi e uno stecchino non uscirà pulito dal centro.
- Lasciare raffreddare i muffin nella teglia per qualche minuto e poi trasferirli su una griglia per farli raffreddare completamente.

## Varianti:

Per i vegani: sostituire le uova con 2 cucchiai di semi di lino macinati mescolati con 5 cucchiai d'acqua e lasciare riposare per 5 minuti prima dell'uso. Utilizzare lo sciroppo d'acero al posto del miele.

## Informazioni nutrizionali per porzione (1 muffin)

Calorie: 221 kcal

Proteine: 6,8 g

Grassi: 11,6 g

Carboidrati: 22,6 g

Fibra alimentare: 4,1 g

Zucchero: 9,2 g

Sodio: 170 mg

# PANCAKE DI ZUCCA CON SEMI DI CHIA

## Ingredienti per 1 porzione

245 g di purea di zucca

2 uova

120 ml di latte di mandorla

120 g di farina d'avena

1 cucchiaino di lievito in polvere

1/2 cucchiaino di cannella in polvere

1/2 cucchiaino di zenzero in polvere

1/4 di cucchiaino di noce moscata

2 cucchiai di semi di chia

1 pizzico di sale marino

1 cucchiaio di olio di cocco

Sciroppo d'acero e frutta fresca per servire (facoltativo)

## Istruzioni:

- Preriscaldare una padella antiaderente a fuoco medio-basso.
- In una ciotola grande, rompere le uova e aggiungere la purea di zucca, il latte di mandorle e l'olio di cocco. Mescolare bene fino a quando gli ingredienti non si sono combinati.
- In un'altra ciotola, mescolare la farina d'avena, il lievito, la cannella, lo zenzero, la noce moscata, i semi di chia e il sale marino.
- Unire gli ingredienti secchi ai liquidi e mescolare fino a eliminare i grumi.
- Versare la pastella nella padella preriscaldata e formare dei pancake di circa 8 cm di diametro.
- Cuocere i pancake per circa 2-3 minuti su ciascun lato, finché non saranno dorati e cotti.
- Servire i pancake caldi con sciroppo d'acero e frutta fresca.

## Varianti:

I vegani possono sostituire le uova con 2 cucchiai di farina di semi di lino con 6 cucchiai di acqua. Utilizzare latte di mandorla senza zucchero.

Per i vegetariani: aggiungere all'impasto pezzetti di noce o di mandorla per un tocco di croccantezza.

Per i celiaci: sostituire la farina di avena con farina di riso o farina di grano saraceno senza glutine.

## Informazioni nutrizionali per 1 porzione (senza sciroppo d'acero e frutta fresca):

Calorie: 270 kcal

Grassi: 10 g

Carboidrati: 35 g

Proteine: 9 g

Fibra alimentare: 7 g

Zucchero: 4 g

Sodio: 180 mg

# PANCAKE DI FARINA D'AVENA CON MIRTILLI E CANNELLA

**Ingredienti per 1 porzione**

120 g di farina d'avena

120 ml di latte di mandorla o di cocco non zuccherato

1 uovo o 1 cucchiaio di semi di lino macinati + 3 cucchiai di acqua

1 cucchiaino di cannella in polvere

1 cucchiaino di curcuma in polvere

1 cucchiaino di zenzero in polvere

1/2 cucchiaino di lievito in polvere

75 g di mirtilli freschi o congelati

Olio di cocco per cucinare

**Istruzioni:**

- Unire in una ciotola l'avena, il latte di mandorla o di cocco, l'uovo o i semi di lino e l'acqua, la cannella, la curcuma, lo zenzero e il lievito in polvere. Mescolare bene fino a quando tutti gli ingredienti sono combinati e la consistenza è cremosa e densa.
- Aggiungere i mirtilli al composto e mescolare delicatamente.
- Scaldare l'olio di cocco in una padella rivestita a fuoco medio-alto.
- Con un mestolo, versare la pastella nella padella e cuocere i pancake finché non si formano delle bolle in superficie, quindi girarli e cuocerli sull'altro lato finché non sono dorati.
- Ripetere l'operazione fino a quando la pastella è pronta, aggiungendo ogni volta olio di cocco alla padella.

**Varianti:**

Per una versione vegana, sostituire l'uovo con semi di lino macinati e acqua come indicato nell'elenco degli ingredienti.

Per una versione priva di glutine, utilizzare avena rotolata certificata senza glutine.

È possibile sostituire i mirtilli con altra frutta a scelta, ad esempio banane a cubetti o mele a fettine sottili.

**Informazioni nutrizionali per una porzione (4 pancake):**

Calorie: 336 kcal

Grassi: 11 g

Carboidrati: 47 g

Fibra alimentare: 9 g

Proteine: 12 g

# FRITTELLA DI AVENA E MELE

## Ingredienti per 1 porzione

120 g di farina d'avena

1 cucchiaino di lievito in polvere

1/2 cucchiaino di cannella in polvere

1/4 di cucchiaino di noce moscata in polvere

1/4 di cucchiaino di sale

240 ml di latte di mandorla

1 Uovo

1 mela grattugiata

1 cucchiaino di olio di cocco per la padella

## Istruzioni:

- Mescolare la farina d'avena, il lievito, la cannella, la noce moscata e il sale in una grande ciotola.
- In un'altra ciotola, sbattere l'uovo e aggiungere il latte di mandorla e la mela grattugiata.
- Versare il composto liquido nella ciotola con gli ingredienti secchi e mescolare fino a ottenere un composto omogeneo.
- Scaldare una padella antiaderente a fuoco medio e aggiungere un cucchiaino di olio di cocco.
- Versare il composto nella padella e formare 4-5 frittelle.
- Cuocere i pancake per circa 2-3 minuti per lato o fino a doratura.
- Servire con frutta fresca, sciroppo d'acero, noci tritate o un'altra guarnizione a scelta.

## Consigli per gli acquisti:

Assicuratevi di acquistare farina d'avena certificata senza glutine se soffrite di celiachia o di intolleranza al glutine.

Scegliete il latte di mandorla non zuccherato per mantenere basso il contenuto di zucchero.

## Varianti:

È possibile sostituire la mela con altri frutti come banane, fragole o mirtilli.

Per renderlo vegano, sostituire l'uovo con un sostituto vegano come la polvere di semi di lino o l'acqua di ceci.

## Informazioni nutrizionali per porzione (senza guarnizione):

Calorie: 253 kcal

Grassi: 6 g

Carboidrati: 43 g

Fibra alimentare: 6 g

Proteine: 9 g

# FRULLATO DI FRUTTA

## Ingredienti per 1 porzione

1 banana matura

150 g di frutti di bosco misti (freschi o congelati)

240 ml di latte di mandorla non zuccherato

1 cucchiaio di semi di chia

1 cucchiaino di miele (facoltativo)

1 cucchiaino di zenzero fresco grattugiato

1 cucchiaino di curcuma in polvere

1/2 cucchiaino di cannella in polvere

1/2 avocado maturo

## Istruzioni:

- Per prima cosa, frullare la banana, i frutti di bosco, il latte di mandorla, i semi di chia, lo zenzero, la curcuma e la cannella fino a ottenere un composto omogeneo.
- Aggiungere l'avocado e continuare a frullare fino a formare un composto cremoso.
- Versare il frullato in una ciotola e guarnire con frutta fresca, semi di chia e miele (se si usa).
- Servire immediatamente.

## Consigli per gli acquisti:

Cercate la frutta di stagione per ottenere il massimo del sapore e del valore nutrizionale.

Utilizzare latte di mandorla non zuccherato per ridurre l'apporto di zuccheri aggiunti.

## Varianti:

Per una versione vegana, utilizzare lo sciroppo d'acero al posto del miele.

Se volete una versione senza glutine, assicuratevi che tutti gli ingredienti utilizzati siano certificati come tali.

## Informazioni nutrizionali (per porzione)

Calorie: 323 kcal

Proteine: 6 g

Grassi: 17 g

Carboidrati: 41 g

Fibra alimentare: 14 g

Zucchero: 20 g

Sodio: 87 mg

# YOGURT CON CEREALI E FRUTTI DI BOSCO

## Ingredienti per 1 porzione

245 g di yogurt greco (o yogurt di soia per i vegani)

70 g di muesli

80 g di frutti di bosco misti (freschi o congelati)

1 cucchiaino di miele o sciroppo d'acero

## Istruzioni:

- Mettere lo yogurt in una ciotola.
- Mettere il muesli sopra lo yogurt.
- Aggiungere le bacche al muesli.
- Versare il miele o lo sciroppo d'acero sulle bacche.
- Mescolate bene e godetevi la colazione antinfiammatoria!

## Consigli per gli acquisti:

Scegliete uno yogurt greco biologico senza zuccheri aggiunti. Assicuratevi che il muesli che acquistate non contenga zucchero raffinato e sia fatto con cereali integrali. Per i frutti di bosco, potete usare quelli freschi o congelati, possibilmente biologici.

## Varianti:

Per rendere questa colazione vegana, sostituire lo yogurt greco con yogurt di soia o con un altro yogurt vegetale a scelta.

Per rendere questa colazione senza glutine, è necessario acquistare del muesli senza glutine.

## Informazioni nutrizionali:

Calorie: 320 kcal

Carboidrati: 45 g

Proteine: 15 g

Fibra alimentare: 5 g

Grassi: 10 g

Zucchero: 25 g

Questa colazione è ricca di proteine, fibre e antiossidanti grazie ai frutti di bosco, mentre il muesli fornisce carboidrati a lento rilascio che mantengono l'energia per tutta la mattina. Il miele o lo sciroppo d'acero forniscono una dolcezza naturale senza zucchero raffinato.

# PANCAKE CON ZUCCA E CANNELLA

## Ingredienti per 1 porzione

150 g di farina di grano saraceno

50 g di farina di cocco

2 cucchiaini di lievito in polvere

1 cucchiaino di cannella in polvere

1 pizzico di sale

2 uova (o sostituto vegano)

245 g di purea di zucca

240 ml di latte di mandorla

2 cucchiai di miele (o sciroppo d'acero per i vegani)

1 cucchiaino di estratto di vaniglia

Olio di cocco per cucinare

## Ingredienti per la purea di zucca

500 g di zucca

1 cucchiaio di olio d'oliva

1 pizzico di sale

## Preparazione:

- Per prima cosa preparare la purea di zucca. Tagliare la zucca a cubetti e cuocerla a vapore finché non diventa morbida (circa 20-25 minuti). Passare la zucca in un frullatore con un cucchiaio di olio d'oliva e un pizzico di sale fino a ottenere una purea omogenea. Lasciare raffreddare.
- In una ciotola, mescolare le farine, il lievito, la cannella e il sale.
- In un'altra ciotola, sbattere le uova con la purea di zucca, il latte di mandorle, il miele (o lo sciroppo d'acero) e l'estratto di vaniglia.
- Aggiungere gradualmente il composto di farina a quello di uova e mescolare bene fino a ottenere un impasto omogeneo.
- Scaldare un po' di olio di cocco in una padella rivestita a fuoco medio.
- Versare circa 1/4 di tazza di pastella per pancake nella padella e cuocere per 2-3 minuti per lato fino a doratura.
- Servire i pancake caldi con frutta fresca, sciroppo d'acero, noci tritate o altro a piacere.

## Varianti:

Per una versione vegana, sostituire le uova con un sostituto vegano come i semi di lino o la farina di semi di chia.

## Informazioni nutrizionali (per porzione di 2 pancake)

Calorie: 288 kcal

Grassi: 12 g

Carboidrati: 37 g

Fibra alimentare: 7 g

Proteine: 7 g

# PORRIDGE DI ZUCCA E CURCUMA CON FRUTTI DI BOSCO

**Ingredienti per 2 persone:**

200 g di zucca tagliata a cubetti

80 g di fiocchi d'avena

2 cucchiaini di curcuma

1 cucchiaino di cannella in polvere

400 ml di acqua o latte vegetale

1 pizzico di sale

Frutti di bosco freschi o congelati (fragole, lamponi, mirtilli, ecc.).

Noci o mandorle tritate

Miele o sciroppo d'acero a piacere

**Istruzioni:**

- Mettere i cubetti di zucca in una pentola grande con la curcuma e la cannella. Aggiungere l'acqua o il latte vegetale e il sale e portare a ebollizione.
- Aggiungere i fiocchi d'avena e mescolare bene. Ridurre la fiamma e cuocere a fuoco medio-basso per 10-15 minuti, mescolando di tanto in tanto, finché il porridge non raggiunge la consistenza desiderata.
- Servire il porridge caldo, guarnito con i frutti di bosco, noci o mandorle tritate e miele o sciroppo d'acero a piacere.

**Consigli per gli acquisti:**

Scegliete una zucca biologica e di stagione. Optate per la farina d'avena integrale e il latte vegetale non zuccherato. I frutti di bosco possono essere freschi o congelati, ma in entrambi i casi è importante assicurarsi che non contengano zuccheri aggiunti.

**Varianti:**

Vegano: utilizzare latte vegetale al posto del latte animale e sciroppo d'agave al posto del miele.

Vegetariano: utilizzare latte animale o vegetale a scelta.

Senza glutine: Sostituire i fiocchi d'avena con fiocchi di miglio o quinoa.

**Informazioni nutrizionali per porzione**

Calorie: 264 kcal

Grassi: 6,4 g

Carboidrati: 44,7 g

Proteine: 7,8 g

Fibra alimentare: 7,4 g

Zucchero: 8,2 g

# PORRIDGE DI ZUCCA E CANNELLA

## Ingredienti per 1 porzione

50 g di fiocchi d'avena integrali

200 ml di latte di mandorla senza zucchero

100 g di zucca cotta e ridotta in purea

1/2 cucchiaino di cannella in polvere

1 cucchiaio di semi di chia

1 cucchiaino di miele (facoltativo)

un pizzico di sale

## Istruzioni:

- Per preparare il riso alla zucca e cannella, per prima cosa cuocere la zucca a vapore fino a renderla morbida. Una volta cotta, schiacciarla con una forchetta fino a renderla liscia. Mettere da parte.
- Riunire in una casseruola l'avena integrale, il latte di mandorla senza zucchero, la cannella in polvere, un pizzico di sale e i semi di chia. Mescolare bene gli ingredienti e cuocere a fuoco medio-basso per circa 5-7 minuti, finché il porridge non avrà raggiunto la consistenza desiderata.
- Aggiungere la purea di zucca e mescolare bene finché il porridge non diventa di un colore arancione intenso e tutti gli ingredienti sono ben combinati.
- A questo punto si può aggiungere un cucchiaino di miele se si desidera un gusto più dolce.
- Servite il porridge caldo in una ciotola e guarnite con altri semi di chia, frutta fresca o noci a piacere.

## Informazioni nutrizionali (per porzione)

Calorie: 345 kcal

Proteine: 12 g

Grassi: 8 g

Carboidrati: 56 g

Fibra: 11 g

Zucchero: 10 g

## Varianti:

Per i vegani: sostituire il miele con sciroppo d'acero o d'agave per ottenere lo stesso effetto dolcificante. Utilizzare latte di mandorla, di soia o di cocco al posto del latte vaccino.

Per i vegetariani: se siete vegetariani, potete aggiungere al porridge yogurt greco o cagliata per aumentare l'apporto proteico.

Per i celiaci: assicuratevi che i fiocchi d'avena che acquistate siano privi di glutine e che siano prodotti in un ambiente privo di glutine.

# RICETTE PER LA COLAZIONE FACILI E VELOCI!

## FETTE DI BANANA CON BURRO DI MANDORLE E MIELE

### Ingredienti per 1 porzione

1 banana matura

1-2 cucchiai di burro di mandorle

1 cucchiaino di miele (facoltativo)

Mandorle tritate per la decorazione (facoltativo)

### Istruzioni:

- Sbucciare la banana e tagliarla a fette sottili.
- Spalmare ogni fetta di banana con il burro di mandorle.
- Se si desidera, aggiungere un cucchiaino di miele al burro di mandorle.
- Guarnire con mandorle a fette, se si desidera.

### Varianti:

Per i vegani: utilizzare burro di arachidi o burro di mandorle vegano al posto del normale burro di mandorle. Usare lo sciroppo d'acero al posto del miele.

Per i vegetariani: mettere lo yogurt greco o lo yogurt vegetale sulle fette di banana.

Per i celiaci: assicurarsi che il burro di mandorle sia certificato senza glutine. Utilizzare miele certificato senza glutine.

### Consigli per gli acquisti:

Acquistate banane mature ma ancora sode al tatto.

Acquistate il burro di mandorle senza zuccheri aggiunti e altri additivi.

### Informazioni nutrizionali (per porzione)

Calorie: 225 kcal

Carboidrati: 32 g

Grassi: 10 g

Proteine: 4 g

Questa ricetta è facile e veloce da preparare, perfetta per chi ha poco tempo al mattino ma vuole comunque una colazione sana e antinfiammatoria.

# FRULLATO ANTINFIAMMATORIO

## Ingredienti per 1 porzione

1 banana congelata a pezzi

80 g di pezzi di ananas fresco

75 g di mirtilli freschi o congelati

240 ml di latte di mandorla non zuccherato

1 cucchiaio di semi di lino macinati

1 cucchiaino di zenzero fresco grattugiato

1/2 cucchiaino di curcuma in polvere

Una manciata di spinaci freschi

## Istruzioni:

- Mettere tutti gli ingredienti in un frullatore ad alta potenza e frullare fino a ottenere una consistenza omogenea. Se la consistenza è troppo densa, si può aggiungere un po' d'acqua o di latte di mandorla per rendere il composto più liquido.
- Questo frullato è facile e veloce da preparare, richiede solo pochi ingredienti e può essere variato a piacere. Si possono anche aggiungere proteine in polvere o burro di mandorle per un aumento di proteine e grassi sani.

## Varianti:

I vegani devono assicurarsi che il latte di mandorla sia privo di prodotti animali e che le proteine in polvere siano vegane.

Le persone affette da celiachia devono assicurarsi che i semi di lino siano privi di glutine.

## Informazioni nutrizionali per una porzione:

Calorie: 260 kcal

Grassi: 5 g

Carboidrati: 52 g

Proteine: 5 g

Fibra alimentare: 10 g

Zucchero: 27 g

Buona colazione!

# MUESLI ALLA MELA E CANNELLA

**Ingredienti per una porzione:**

1 mela piccola

3 cucchiai di fiocchi d'avena

1 cucchiaio di noci tritate

1/2 cucchiaino di cannella in polvere

150 ml di latte di mandorla (o altro latte vegetale a piacere)

1 cucchiaino di miele

**Istruzioni:**

- Lavare la mela, tagliarla a cubetti e metterla in una ciotola.
- Aggiungere i fiocchi d'avena, le noci tritate e la cannella in polvere.
- Aggiungere il latte di mandorla e mescolare bene.
- Addolcire con un cucchiaino di miele a piacere.
- Lasciare riposare per 5 minuti in modo che i fiocchi d'avena possano assorbire il liquido.

**Consigli per gli acquisti:**

Scegliete mele biologiche e di stagione, preferibilmente di varietà aspre come la Granny Smith. Scegliete farina d'avena integrale, noci non salate e cannella di alta qualità.

**Varianti:**

Vegano: sostituire il miele con sciroppo d'acero o zucchero di canna.

Vegetariani: potete aggiungere un cucchiaio di yogurt greco per arricchire la vostra colazione di proteine.

Celiachia: assicurarsi che i fiocchi d'avena siano certificati senza glutine, oppure sostituirli con fiocchi di quinoa o di riso.

**Informazioni nutrizionali per una porzione:**

Calorie: 260 kcal

Proteine: 7 g

Grassi: 11 g

Carboidrati: 35 g

Fibra alimentare: 8 g

Zucchero: 16 g

Sodio: 73 mg

# PORRIDGE CON CURCUMA E CANNELLA

## Ingredienti per 1 porzione

60 g di farina d'avena

240 ml di latte vegetale (ad es. latte di mandorla o di avena)

1/4 di cucchiaino di curcuma

1/2 cucchiaino di cannella in polvere

1 pizzico di pepe nero (facoltativo)

1 cucchiaio di semi di chia

1 cucchiaino di miele (facoltativo)

Frutta fresca a piacere per la decorazione (ad es. banana, fragole, mirtilli)

## Istruzioni:

- Mettere in una pentola i fiocchi d'avena, il latte vegetale, la curcuma, la cannella e il pepe nero (se si usa) e mescolare bene.
- Portare la pentola a ebollizione, ridurre la fiamma e continuare a mescolare per circa 5 minuti finché il porridge non diventa cremoso.
- Aggiungere i semi di chia e mescolare bene. Lasciare riposare per uno o due minuti.
- Se si desidera un gusto più dolce, aggiungere il miele.
- Servire il porridge in una ciotola e guarnire con frutta fresca a piacere.

## Suggerimenti per la preparazione:

Mescolare spesso durante la cottura in modo che la polenta non si attacchi alla padella.

Se volete risparmiare tempo al mattino, potete preparare il porridge la sera prima e riscaldarlo nel microonde al mattino.

## Varianti per vegani, vegetariani e celiaci:

Se preferite, utilizzate il latte di cocco al posto del latte vegetale.

Aggiungere noci o semi di zucca per aumentare le proteine.

Per una versione vegana, utilizzare il miele d'agave al posto del miele.

Per una versione priva di glutine, utilizzare avena laminata certificata senza glutine.

## Informazioni nutrizionali per una porzione:

Calorie: 320 kcal

Proteine: 11 g

Grassi: 8 g

Carboidrati: 55 g

Fibra alimentare: 11 g

Zucchero: 15 g

# TOAST DI AVOCADO CON UOVA E SPINACI

## Ingredienti per 1 porzione

| | | |
|---|---|---|
| 1 fetta di pane integrale | 1 uovo | Sale e pepe |
| 1 avocado maturo | Una manciata di spinaci freschi | Olio d'oliva |

## Istruzioni:

- Tostare il pane integrale.
- Schiacciare l'avocado in una piccola ciotola e aggiungere un pizzico di sale e pepe. Mescolare bene.
- Scaldare un po' di olio d'oliva in una padella a fuoco medio e aggiungere gli spinaci. Cuocere per 1-2 minuti fino a quando non saranno appassiti.
- Togliere gli spinaci dalla padella e metterli da parte.
- Nella stessa padella, rompere l'uovo e cuocere per 1-2 minuti, a seconda della consistenza desiderata (frittata, uovo fritto, ecc.).
- Mettere la crema di avocado sulla fetta di pane tostato, posizionarvi sopra gli spinaci e l'uovo.
- Condire con un pizzico di sale e pepe.

## Consigli per gli acquisti:

Scegliere un avocado abbastanza maturo. Deve essere morbido al tatto, ma non troppo.

Per gli spinaci, cercate quelli freschi, croccanti e di colore verde scuro.

## Varianti:

I vegani possono sostituire l'uovo con cubetti di tofu saltati in padella con gli spinaci.

Per i vegetariani, si può aggiungere formaggio di capra o feta sbriciolata.

Per i celiaci: assicurarsi che il pane integrale sia privo di glutine.

## Informazioni nutrizionali per una porzione:

| | |
|---|---|
| Calorie: circa 400-450 kcal | Carboidrati: 35-40 g |
| Proteine: 15-20 g | Fibra alimentare: 10-15 g |
| Grassi: 25-30 g | |

# PORRIDGE DI QUINOA E MIRTILLI

## Ingredienti per 1 porzione

85 g di quinoa

240 ml di acqua

120 ml di latte di mandorla (o altra bevanda vegetale)

1/2 cucchiaino di cannella in polvere

1 pizzico di sale marino

75 g di mirtilli freschi (o altra frutta di stagione)

1 cucchiaio di semi di chia

1 cucchiaino di miele o sciroppo d'acero (facoltativo)

## Istruzioni:

- Per prima cosa sciacquare la quinoa sotto l'acqua corrente in un colino fine.
- Portare a ebollizione l'acqua in una pentola media e aggiungere la quinoa sciacquata.
- Riducete la fiamma, mettete un coperchio e fate cuocere per circa 15 minuti, finché la quinoa non sarà cotta e l'acqua assorbita.
- Aggiungere alla padella il latte di mandorle, la cannella e il sale marino e mescolare bene.
- Aggiungere i mirtilli freschi e i semi di chia alla pentola e mescolare bene.
- Cuocere a fuoco basso per altri 5-7 minuti, mescolando di tanto in tanto, finché il porridge non avrà raggiunto la consistenza desiderata.
- Se volete, potete aggiungere miele o sciroppo d'acero per addolcire il porridge.

## Varianti:

Per una versione vegana, sostituire il miele con lo sciroppo d'acero.

Se volete una versione senza glutine, assicuratevi di acquistare quinoa certificata senza glutine.

Potete sostituire i mirtilli con altra frutta di stagione, ad esempio fragole, banane o mele.

Se si preferisce un porridge più cremoso, si può aggiungere più latte di mandorla o sostituire parte dell'acqua con altro latte di mandorla.

## Informazioni nutrizionali (per porzione)

Calorie: circa 300 kcal

Proteine: circa 9 g

Grassi: circa 7 g

Carboidrati: circa 50 g

Fibra alimentare: circa 9 g

# SMOOTHIE BOWL ALLA FRAGOLA E BANANA

## Ingredienti per 1 porzione

1 banana matura

145 g di fragole fresche o congelate

120 ml di latte di mandorla o altra bevanda vegetale

1 cucchiaino di miele (facoltativo)

1/2 cucchiaino di cannella in polvere

Guarnizioni a piacere (ad es. muesli, frutta fresca, semi di chia)

## Istruzioni:

- Tagliare la banana a pezzi e metterla nel frullatore con le fragole, il latte di mandorla, il miele (se si usa) e la cannella.
- Frullare tutti gli ingredienti fino a ottenere un composto cremoso e omogeneo.
- Versare il frullato in una ciotola e guarnire con gli ingredienti preferiti (ad esempio, muesli, frutta fresca, semi di chia).

## Consigli per gli acquisti:

Quando acquistate le fragole, assicuratevi che siano mature, dolci, di stagione e preferibilmente biologiche per evitare i pesticidi. Se state cercando di ridurre l'assunzione di zucchero, potete usare banane più verdi e addolcire il frullato con un po' di miele.

## Varianti:

I vegani possono sostituire il miele con sciroppo d'acero o d'agave.

## Valori nutrizionali (con 2 cucchiai di muesli come guarnizione)

Calorie: 330 kcal

Proteine: 6 g

Grassi: 6 g

Carboidrati: 68 g

Fibra alimentare: 10 g

Questo frullato è un'ottima colazione antinfiammatoria perché contiene antiossidanti, vitamine e minerali provenienti da fragole e banane. Inoltre, la cannella è un potente antinfiammatorio naturale che può aiutare a ridurre l'infiammazione nel corpo.

# PRANZI

## INSALATA DI QUINOA CON POLLO E AVOCADO

**Ingredienti per 2 porzioni:**

170 g di quinoa bianca

480 ml di acqua

1 petto di pollo senza pelle e senza ossa

1 cucchiaio di olio d'oliva

1 avocado maturo, tagliato a cubetti

1/2 cipolla rossa, tagliata finemente

4 g di foglie di coriandolo fresco, tritate

Succo di 1/2 limone

2 cucchiai di olio d'oliva

Sale e pepe nero macinato fresco a piacere.

**Istruzioni:**

- Per prima cosa cuocere la quinoa. Portare a ebollizione l'acqua e la quinoa in una casseruola. Ridurre la fiamma e cuocere per 15-20 minuti fino a quando la quinoa sarà morbida e l'acqua sarà stata completamente assorbita. Togliere dal fuoco e lasciare raffreddare.
- Nel frattempo, rosolare i petti di pollo in una padella antiaderente a fuoco medio con un cucchiaio di olio d'oliva e condire con sale e pepe. Friggere fino a doratura e cottura, circa 6-8 minuti per lato. Togliere dalla padella e tagliare a cubetti.
- In una grande ciotola, unire la quinoa cotta, il pollo tagliato a cubetti, l'avocado tagliato a cubetti, la cipolla rossa tritata e il coriandolo tritato. Mescolare bene.
- In una piccola ciotola, sbattere insieme il succo di limone, 2 cucchiai di olio d'oliva e un pizzico di sale e pepe per ottenere una vinaigrette.
- Versare la vinaigrette sull'insalata di quinoa e pollo e mescolare bene. Servire a temperatura ambiente o conservare in frigorifero fino al momento di servire.

**Varianti:**

Per una versione vegetariana o vegana, sostituire il pollo con fagioli neri o ceci.

I celiaci devono assicurarsi che la quinoa sia certificata senza glutine.

I vegetariani possono sostituire il petto di pollo con tofu o tempeh.

**Informazioni nutrizionali per porzione**

Calorie: 497 kcal

Proteine: 33 g

Carboidrati: 41 g

Grassi: 23 g

Fibra alimentare: 11 g

Sodio: 143 mg

# INSALATA DI QUINOA CON VERDURE E POLLO

## Ingredienti per 2 porzioni:

170 g di quinoa

480 ml di acqua

1 petto di pollo, tagliato a cubetti

1 cucchiaino di curcuma

1 cucchiaino di paprika

1/2 cucchiaino di cumino

Sale e pepe a piacere

2 carote, pelate e tagliate a dadini

1/2 peperone rosso, tagliato a dadini

1/2 cipolla rossa, tagliata a dadini

30 g di mandorle a fette

Succo di 1/2 limone

2 cucchiai di olio extravergine di oliva

## Istruzioni:

- Portare a ebollizione l'acqua e la quinoa in una casseruola, quindi ridurre la fiamma e cuocere per circa 15 minuti fino a quando la quinoa sarà morbida e l'acqua sarà stata completamente assorbita. Togliere dal fuoco e mettere da parte.
- In una padella antiaderente, scaldare l'olio extravergine di oliva a fuoco medio. Aggiungere il petto di pollo e le spezie (curcuma, paprika, cumino, sale e pepe) e soffriggere fino a quando il pollo sarà dorato e cotto (circa 5-7 minuti). Togliere dalla padella e mettere da parte.
- Nella stessa padella, cuocere le carote, i peperoni e la cipolla a fuoco medio fino a quando le verdure sono morbide ma ancora croccanti (circa 5-7 minuti). Togliere dalla padella e mettere da parte.
- In una piccola padella, tostare le mandorle affettate a fuoco medio per circa 2-3 minuti, fino a quando non saranno leggermente dorate.
- Mescolare la quinoa, il pollo e le verdure in una grande ciotola. Spremere il succo di limone sul composto e mescolare bene. Aggiungere le mandorle tostate e mescolare di nuovo.
- Servire caldo o freddo.

## Varianti:

Per una versione vegana, sostituire il petto di pollo con tofu o tempeh.

## Informazioni nutrizionali (per porzione)

Calorie: 433 kcal

Proteine: 28 g

Carboidrati: 41 g

Grassi: 17 g

Fibra alimentare: 9 g

# POLLO CON MANDORLE E VERDURE ARROSTITE

## Ingredienti per 1 porzione

1 petto di pollo

1 spicchio d'aglio

1/2 zucchina

30 g di mandorle a fette

1/4 di cipolla rossa

Sale e pepe a piacere

1 cucchiaio di olio d'oliva

1/2 peperone giallo

prezzemolo fresco tritato a piacere

## Istruzioni:

- Tagliare il petto di pollo a cubetti e condirlo con sale e pepe.
- In una padella, tostare le mandorle a fuoco medio fino a leggera doratura. Togliere le mandorle dalla padella e metterle da parte.
- Scaldare l'olio d'oliva in una padella antiaderente e soffriggere l'aglio e la cipolla rossa fino a doratura.
- Aggiungere il peperone giallo e la zucchina tagliati a dadini e cuocere, mescolando spesso, per circa 5-7 minuti.
- Togliere le verdure dalla padella e metterle da parte.
- Nella stessa padella, friggere il pollo fino a cottura completa, circa 5-7 minuti.
- Aggiungere le verdure arrostite al pollo e mescolare bene.
- Servire il pollo e le verdure arrostite guarnendo con le mandorle tostate e il prezzemolo tritato.

## Consigli per gli acquisti:

Quando si scelgono i polli, è importante cercare prodotti provenienti da allevamento biologico all'aperto e alimentazione naturale. Le verdure dovrebbero essere preferibilmente di stagione e coltivate con metodi biologici.

## Varianti:

I vegani e i vegetariani possono sostituire il petto di pollo con tofu o seitan.

I celiaci devono assicurarsi che le mandorle e le verdure utilizzate siano certificate senza glutine.

## Informazioni nutrizionali per porzione

Calorie: circa 450 kcal

Carboidrati: circa 12 g

Fibra alimentare: circa 4 g

Proteine: circa 34 g

Grassi: circa 32 g

# POLLO ALLA PAPRIKA CON VERDURE ARROSTO

## Ingredienti per 1 porzione

1 petto di pollo

1 cucchiaino di paprika dolce in polvere

1/2 cucchiaino di aglio in polvere

1/2 cucchiaino di cumino

Sale e pepe nero macinato fresco a piacere

1/2 peperone rosso

1/2 peperone giallo

1/2 zucchina

1/2 cipolla rossa

1 cucchiaio di olio d'oliva

1/2 limone

prezzemolo fresco tritato a piacere

## Istruzioni per la marinatura del pollo:

- In una ciotola, mescolare paprika dolce, aglio in polvere, cumino, sale e pepe.
- Aggiungere i cubetti di petto di pollo e mescolare finché non sono completamente ricoperti dalla marinata.
- Lasciare marinare il pollo per almeno 30 minuti.

## Istruzioni per le verdure arrostite:

- Preriscaldare il forno a 200°C.
- Tagliare a cubetti il peperone, la zucchina e la cipolla.
- Disporre le verdure tagliate su una teglia da forno.
- Aggiungere l'olio d'oliva e il sale e mescolare bene.
- Cuocere per circa 20-25 minuti, mescolando di tanto in tanto, finché le verdure non saranno morbide e leggermente dorate.

## Istruzioni per i peperoni di pollo:

- Friggere il pollo marinato in una padella antiaderente a fuoco medio per circa 10-15 minuti, finché non sarà dorato e cotto.
- Spremere il limone sul pollo e mescolare bene.
- Aggiungere le verdure arrostite alla padella con il pollo e mescolare bene.
- Cospargere il piatto con prezzemolo fresco tritato e servire caldo.

## Informazioni nutrizionali per una porzione:

Calorie: 390 kcal

Proteine: 38 g

Grassi: 16 g

Carboidrati: 24 g

Fibra alimentare: 7 g

Zucchero: 12 g

# INSALATA DI LENTICCHIE CON VERDURE ARROSTITE

## Ingredienti per 1 porzione

80 g di lenticchie secche

1 carota

1/2 peperone rosso

1/2 cipolla rossa

1 cucchiaio di olio extravergine di oliva

1 cucchiaino di paprika affumicata

1/2 cucchiaino di cumino in polvere

Sale e pepe nero macinato al momento

1 cucchiaino di aceto di sidro di mele

1 cucchiaino di succo di limone

1 manciata di foglie di prezzemolo fresco

## Istruzioni:

- Mettere le lenticchie in una casseruola con 250 ml di acqua e portare a ebollizione. Ridurre la fiamma e cuocere a fuoco lento per circa 20-25 minuti, finché le lenticchie saranno morbide ma ancora sode. Scolare le lenticchie e lasciarle raffreddare.
- Nel frattempo, preparare le verdure arrostite. Tagliare a dadini la carota, il peperone e la cipolla. Mettere le verdure in una teglia, condirle con olio extravergine d'oliva, paprika affumicata, cumino, sale e pepe nero. Mescolare bene e infornare a 200 °C per circa 20-25 minuti, finché le verdure non saranno morbide e leggermente caramellate.
- In una ciotola, mescolare le lenticchie con le verdure arrostite. Aggiungere l'aceto di sidro di mele, il succo di limone e un pizzico di sale e pepe. Mescolare bene e cospargere di foglie di prezzemolo fresco tritato.

## Varianti per vegani, vegetariani e celiaci:

Per una versione vegana, utilizzare lenticchie secche non trattate con prodotti animali e sostituire l'aceto di mele con aceto di vino o balsamico.

Per una versione vegetariana, si può arricchire l'insalata con formaggio di capra fresco sbriciolato o formaggio feta.

Se volete una versione senza glutine, assicuratevi che le lenticchie siano certificate senza glutine.

## Informazioni nutrizionali per una porzione

Calorie: 380 kcal

Proteine: 20 g

Grassi: 11 g (di cui saturi 1,5 g)

Carboidrati: 50 g (di cui 8 g di zucchero)

Fibra alimentare: 18 g

# INSALATA DI SALMONE CON AVOCADO E ZENZERO

## Ingredienti per 2 persone:

200 g di salmone fresco

1 avocado maturo

Insalata mista (lattuga, radicchio, rucola)

1/2 limone

1 cucchiaio di zenzero fresco grattugiato

1 cucchiaino di senape di Digione

2 cucchiai di olio extravergine di oliva

Sale e pepe nero macinato al momento

## Per la marinatura del salmone:

1 cucchiaio di olio extravergine di oliva

1 cucchiaio di salsa di soia a basso contenuto di sodio

1 cucchiaino di miele d'acacia

1 spicchio d'aglio, tritato finemente

## Istruzioni:

- Per la marinata, mescolare in una ciotola l'olio d'oliva, la salsa di soia, il miele e l'aglio. Tagliare il salmone a cubetti e aggiungerlo alla ciotola con la marinata. Coprire e lasciare marinare in frigorifero per almeno 20 minuti.
- In una ciotola a parte, sbucciare e tagliare a cubetti l'avocado. Spremere il limone sull'avocado per evitare che si scurisca. Aggiungere l'insalata mista e mescolare delicatamente.
- Scaldare un po' di olio d'oliva in una padella antiaderente e friggere il salmone marinato a fuoco medio per circa 2-3 minuti per lato, finché non sarà dorato e cotto.
- Per la salsa, mescolare in una ciotola il succo di limone, lo zenzero grattugiato, la senape di Digione e l'olio extravergine di oliva. Condire con sale e pepe nero macinato al momento.
- Disporre l'insalata mista e l'avocado nei piatti, aggiungere il salmone e servire con la salsa allo zenzero.

## Varianti:

Vegani: sostituire il salmone con tofu o tempeh marinato alla griglia.

Celiachia: assicurarsi che la salsa di soia sia certificata senza glutine.

## Informazioni nutrizionali per porzione

Calorie: 401 kcal

Proteine: 25 g

Grassi: 31 g

Carboidrati: 11 g

Fibra alimentare: 8 g

# INSALATA DI LENTICCHIE, AVOCADO E ARANCIA

## Ingredienti per 2 persone:

200 g di lenticchie verdi secche

1 avocado maturo

2 arance

1/2 cipolla rossa

1 mazzo di prezzemolo fresco

1 cucchiaio di aceto di sidro di mele

2 cucchiai di olio extravergine di oliva

Sale e pepe a piacere

## Istruzioni:

- Mettere a bagno le lenticchie in acqua fredda per almeno 4 ore, quindi sciacquarle e cuocerle in abbondante acqua salata per circa 25-30 minuti, finché non saranno morbide ma non spappolate.
- Nel frattempo, tagliare a cubetti l'avocado e sbucciare le arance, quindi affettarle. Affettare sottilmente la cipolla rossa e tritare finemente il prezzemolo.
- In una ciotola, preparare la vinaigrette con aceto di sidro di mele, olio extravergine di oliva, sale e pepe.
- Dopo la cottura, scolare le lenticchie e raffreddarle sotto acqua corrente fredda.
- Mescolare le lenticchie con l'avocado, le arance, la cipolla e il prezzemolo. Condire con la vinaigrette e mescolare bene.
- Servire l'insalata in due piatti e guarnire con qualche fogliolina di prezzemolo fresco.

## Varianti:

Per i vegani, è possibile sostituire l'aceto di sidro di mele con il succo di limone.

Per i vegetariani, è possibile arricchire l'insalata con una crema di formaggio di capra sbriciolata.

I celiaci dovrebbero assicurarsi di acquistare lenticchie certificate senza glutine.

## Informazioni nutrizionali per porzione

Calorie: 415 kcal

Proteine: 18 g

Grassi: 23 g

Carboidrati: 43 g

Fibra alimentare: 16 g

Vitamina C: 150% del fabbisogno giornaliero raccomandato

Ferro: 30% del fabbisogno giornaliero raccomandato

# INSALATA DI QUINOA CON VERDURE ARROSTITE

## Ingredienti per 1 porzione

185 g di quinoa

480 ml di acqua

1 cucchiaino di sale

2 carote medie, pelate e tagliate a dadini

1 zucchina media, tagliata a dadini

1 peperone rosso medio, tagliato a dadini

1 cipolla rossa media, affettata sottilmente

2 cucchiai di olio extravergine di oliva

1 cucchiaino di curcuma in polvere

1/2 cucchiaino di paprika affumicata

1/4 di cucchiaino di pepe nero macinato

15 g di foglie di prezzemolo fresco tritate

Succo di 1 limone

Sale e pepe a piacere

## Istruzioni:

- Sciacquare bene la quinoa sotto l'acqua fredda e metterla in una pentola con l'acqua e il sale. Portare a ebollizione, ridurre la fiamma e cuocere, coperto, per circa 15-20 minuti, finché la quinoa non sarà morbida e avrà assorbito tutta l'acqua. Versare l'acqua in eccesso e lasciare raffreddare.
- Preriscaldare il forno a 200°C.
- In una ciotola, mescolare le carote, le zucchine, i peperoni e la cipolla con l'olio d'oliva, la curcuma, la paprika affumicata e il pepe nero. Distribuire le verdure in un unico strato su una teglia rivestita di carta da forno.
- Infornare per circa 20-25 minuti, finché le verdure non saranno tenere e leggermente dorate, girando a metà cottura.
- In una grande ciotola, mescolare la quinoa cotta e le verdure arrostite, quindi aggiungere il prezzemolo fresco tritato e il succo di limone e condire con sale e pepe.
- Mescolare bene tutti gli ingredienti e servire l'insalata tiepida o fredda.

## Varianti:

Questa ricetta è già vegana. Per renderla senza glutine, assicuratevi di acquistare quinoa certificata senza glutine.

## Informazioni nutrizionali per porzione

Calorie: 280 kcal

Proteine: 7 g

Grassi: 8 g

Carboidrati: 46 g

Fibra alimentare: 7 g

Zucchero: 5 g

# INSALATA DI CECI E AVOCADO

## Ingredienti per 1 porzione

100 g di ceci cotti

1 avocado maturo

1/2 peperone rosso

1/2 cipolla rossa

1 spicchio d'aglio

1 limone

1 cucchiaio di olio d'oliva

1 cucchiaino di curcuma in polvere

Sale e pepe nero a piacere

Prezzemolo fresco a piacere

## Istruzioni:

- Per prima cosa lavare e tagliare i peperoni a dadini e la cipolla a fette sottili.
- Tagliare l'avocado a cubetti e metterlo da parte.
- Scaldare l'olio d'oliva in una padella e soffriggere lo spicchio d'aglio per 1-2 minuti, quindi toglierlo dalla padella.
- Aggiungere i peperoni e la cipolla e cuocere per 5-7 minuti finché non si ammorbidiscono.
- Aggiungere alla padella i ceci cotti e la curcuma in polvere. Cuocere per altri 2-3 minuti, quindi spegnere il fuoco e lasciare raffreddare.
- Mettere l'avocado tagliato a cubetti, i ceci con il peperone e la cipolla in una ciotola capiente, aggiungere il succo di un limone, sale e pepe e mescolare bene.
- Infine, guarnire con un po' di prezzemolo fresco e servire.

## Varianti per vegani, vegetariani e celiaci:

Questa ricetta è già vegana e vegetariana.

Per renderlo senza glutine, utilizzare ceci senza glutine e assicurarsi che la curcuma in polvere sia senza glutine.

## Consigli per gli acquisti:

Scegliere un avocado maturo ma non troppo morbido, altrimenti si sfalda durante la preparazione.

## Informazioni nutrizionali per 1 porzione

Calorie: 402 kcal

Proteine: 12 g

Grassi: 27 g

Carboidrati: 35 g

Fibra alimentare: 16 g

Sodio: 14 mg

Questa insalata di ceci e avocado è ricca di proteine, fibre e grassi sani che mantengono stabili i livelli di zucchero nel sangue e riducono le infiammazioni nel corpo.

# INSALATA DI QUINOA E FAGIOLI NERI

## Ingredienti per 1 porzione

50 g di quinoa

100 g di fagioli neri in scatola

1/2 avocado maturo

1/2 lime

1/4 di cipolla rossa

1/2 spicchio d'aglio

1 cucchiaio di olio d'oliva

Sale e pepe a piacere

Prezzemolo fresco a piacere

## Istruzioni:

- Per prima cosa cuocere la quinoa in acqua salata secondo le istruzioni riportate sulla confezione. Scolare e lasciare raffreddare.
- Nel frattempo, tritare finemente la cipolla e l'aglio e metterli in una ciotola con i fagioli scolati.
- Aggiungere l'olio d'oliva, il succo di mezzo lime, il sale e il pepe e mescolare bene.
- Aggiungere la quinoa raffreddata e mescolare nuovamente.
- Tagliare a cubetti l'avocado maturo e aggiungerlo all'insalata. Infine, aggiungere il prezzemolo fresco tritato finemente e servire.

## Consigli per gli acquisti:

Scegliete fagioli neri in scatola senza conservanti e senza eccesso di sale. Se volete, potete anche utilizzare fagioli secchi da mettere in ammollo e cucinare.

## Varianti:

Variante per i vegani: la ricetta è già vegana.

Variante per i celiaci: assicurarsi di acquistare quinoa senza glutine e fagioli neri senza glutine.

## Informazioni nutrizionali per porzione

Calorie: 373 kcal

Proteine: 12,5 g

Grassi: 20,5 g

Carboidrati: 37,5 g

Fibra alimentare: 14,5 g

Zucchero: 1,5 g

Sodio: 237 mg

# INSALATA DI FARRO, MELANZANE E CECI

## Ingredienti per 1 porzione

70 g di farro perlato

1 melanzana media

100 g di ceci in scatola (sciacquati e scolati)

1 cucchiaino di curcuma in polvere

1/2 cucchiaino di paprika dolce in polvere

1/2 cucchiaino di cumino in polvere

Sale e pepe a piacere

Olio d'oliva a piacere

1 spicchio d'aglio tritato

Prezzemolo fresco a piacere

Succo di limone a piacere

Procedura:

- Per prima cosa, cuocere il farro in acqua bollente salata per circa 20-25 minuti, finché non diventa morbido ma non molliccio. Scolare e lasciare raffreddare.
- Nel frattempo, lavare le melanzane e tagliarle a cubetti. Disporre su una teglia rivestita di carta da forno, salare, pepare e irrorare con un po' di olio d'oliva e cuocere in forno caldo a 200°C per circa 20 minuti, finché non saranno morbide e leggermente dorate.
- Scaldare un po' di olio d'oliva in una padella e aggiungere l'aglio tritato. Soffriggere per qualche secondo, quindi aggiungere i ceci sciacquati e le spezie (curcuma, paprika dolce, cumino). Mescolate bene e fate cuocere per qualche minuto fino a quando i ceci saranno ben insaporiti e leggermente dorati.
- In una ciotola, mescolate il farro, le melanzane cotte e i ceci conditi. Aggiungere una spruzzata di olio d'oliva, un po' di succo di limone, sale e pepe e mescolare bene. Infine, aggiungere il prezzemolo fresco tritato a piacere.

## Varianti:

Per renderlo vegano, basta assicurarsi che i ceci in scatola siano privi di additivi non vegani.

Se vi piace vegetariano, potete aggiungere del formaggio a cubetti o della feta sbriciolata.

Per renderlo adatto ai celiaci, assicuratevi che il farro sia certificato senza glutine e controllate che i ceci in scatola non contengano glutine (di solito sono senza glutine, ma è meglio controllare l'etichetta).

## Informazioni nutrizionali per 1 porzione

Calorie: circa 420 kcal

Proteine: 14 g

Grassi: 13 g

Carboidrati: 63 g

Fibra alimentare: 18 g

# INSALATA DI LENTICCHIE, AVOCADO E CAROTE

## Ingredienti per 1 porzione

100 g di lenticchie secche

1 avocado maturo

1 carota

1 limone

1 cucchiaio di olio extravergine di oliva

1 cucchiaino di semi di sesamo

Sale e pepe nero macinato al momento

## Preparazione:

- Mettere le lenticchie in una pentola con 2 tazze d'acqua e cuocerle a fuoco medio per circa 20-25 minuti, finché non saranno morbide ma non mollicce. Scolare le lenticchie e lasciarle raffreddare.
- Nel frattempo, tagliare l'avocado a cubetti e la carota a fettine sottili.
- Mettere le lenticchie in una ciotola e aggiungere l'avocado e la carota.
- Preparare la vinaigrette: Spremere il limone in una ciotola e aggiungere l'olio extravergine d'oliva, il sale e il pepe. Mescolare bene e versare nella ciotola con le lenticchie, l'avocado e le carote. Mescolare delicatamente.
- Cospargere la ciotola con i semi di sesamo.

## Varianti:

Per vegani e vegetariani: questa ricetta è già vegana e vegetariana.

Per i celiaci: assicurarsi che le lenticchie siano certificate senza glutine.

## Informazioni nutrizionali per una porzione:

Calorie: 427 kcal

Proteine: 21 g

Grassi: 25 g (saturi: 3 g, monoinsaturi: 16 g, polinsaturi: 4 g)

Carboidrati: 36 g (zucchero di origine: 5 g)

Fibra alimentare: 20 g

Sodio: 194 mg

Questa insalata di lenticchie, avocado e carote è un pasto completo ed equilibrato che contiene una buona quantità di proteine, fibre e grassi sani. Le lenticchie sono un'ottima fonte di proteine vegetali, mentre l'avocado fornisce grassi monoinsaturi e fibre. Le carote aggiungono una nota dolce al piatto e sono un'ulteriore fonte di fibre. I semi di sesamo aggiungono croccantezza e un sapore leggermente tostato.

# ZUPPA DI CECI E VERDURE

## Ingredienti per 1 porzione

100 g di ceci secchi

1 carota

1 sedano

1 cipolla

1 spicchio d'aglio

400 ml di brodo vegetale

1 cucchiaio di olio extravergine di oliva

1 cucchiaino di curcuma

1 cucchiaino di cumino

Sale e pepe a piacere

Prezzemolo fresco a piacere

## Procedura:

- Mettere a bagno i ceci in acqua fredda per almeno 8 ore. Scolare e sciacquare sotto l'acqua corrente.
- Tritare la carota, il sedano, la cipolla e l'aglio.
- In una pentola capiente, scaldare l'olio extravergine d'oliva e aggiungere le verdure tagliate. Cuocere a fuoco medio per 5 minuti, mescolando spesso.
- Aggiungere i ceci, la curcuma e il cumino. Mescolare bene e cuocere per altri 2 minuti.
- Versare il brodo vegetale e portare a ebollizione.
- Abbassare la fiamma, coprire la pentola e cuocere per circa 1 ora, finché i ceci non saranno morbidi. Al termine della cottura, salare e pepare.
- Servire la zuppa calda e guarnire con prezzemolo fresco tritato.

## Varianti:

Per rendere la zuppa vegana, utilizzare un brodo vegetale al posto di quello di carne.

Per renderlo vegetariano, aggiungere formaggio grattugiato a fine cottura.

Se volete farlo senza glutine, assicuratevi che il brodo vegetale sia privo di glutine e non aggiungete crostini di pane come guarnizione.

## Informazioni nutrizionali per una porzione:

Calorie: 352 kcal

Proteine: 17 g

Grassi: 8 g

Carboidrati: 55 g

Fibra alimentare: 16 g

Sodio: 677 mg

## Suggerimenti per la preparazione:

Ricordate di mettere in ammollo i ceci in acqua fredda per almeno 8 ore prima di utilizzarli.

# SALMONE ALLA GRIGLIA CON VERDURE E RISO INTEGRALE

## Ingredienti per 1 porzione

1 filetto di salmone fresco (circa 150 g)

1/2 zucchina

1/2 peperone rosso

1/2 cipolla rossa

1 spicchio d'aglio

95 g

95 g di riso integrale

240 ml di acqua

1 cucchiaio di olio extravergine di oliva

Sale e pepe nero macinato al momento

prezzemolo fresco

## Procedura:

- Per prima cosa preparare il riso integrale. Sciacquare il riso con acqua fredda e metterlo in una pentola con 1 tazza d'acqua e un pizzico di sale. Portare a ebollizione, quindi ridurre la fiamma e mettere un coperchio. Cuocere per circa 30-40 minuti fino a quando il riso sarà morbido e l'acqua sarà stata completamente assorbita.
- Nel frattempo, lavare e tagliare a cubetti le zucchine, i peperoni e la cipolla. Tritare finemente uno spicchio d'aglio.
- Scaldare una padella antiaderente a fuoco medio-alto. Versare un cucchiaio di olio extravergine d'oliva e soffriggere l'aglio per qualche secondo. Aggiungere le verdure e cuocere per circa 5-7 minuti, finché non saranno morbide ma non troppo cotte. Aggiustare di sale e pepe. Se volete, potete aggiungere del prezzemolo fresco tritato alla fine.
- Nel frattempo, preriscaldare la griglia. Spennellare il filetto di salmone con un po' di olio extravergine d'oliva e posizionarlo sulla griglia calda. Cuocere per circa 3-5 minuti per lato, finché il salmone non sarà dorato e cotto.
- Una volta cotto il salmone, toglierlo dalla griglia e servirlo con le verdure e il riso integrale.

## Varianti:

Per i vegani/vegetariani: potete sostituire il salmone con tofu alla griglia o con un misto di funghi e tempeh.

## Informazioni nutrizionali per 1 porzione

Calorie: 542 kcal

Grassi: 21 g

Carboidrati: 49 g

Proteine: 40 g

Fibra alimentare: 8 g

# FILETTO DI SALMONE CON VERDURE ARROSTO

## Ingredienti per 1 porzione

1 filetto di salmone fresco (150-200 g)

1/2 zucchina

1/2 peperone rosso

1/2 cipolla rossa

1 spicchio d'aglio

1 cucchiaino di olio extravergine di oliva

Sale e pepe nero macinato al momento

Succo di 1/2 limone

## Per la marinatura:

1 cucchiaino di miele

1/2 cucchiaino di curcuma in polvere

1/2 cucchiaino di paprika affumicata

1/2 cucchiaino di peperoncino in polvere

1/2 cucchiaino di sale

## Preparazione:

- In una piccola ciotola, mescolare il miele, la curcuma, la paprika, il peperoncino e il sale. Distribuire la miscela di spezie in modo uniforme sulla superficie del filetto di salmone e lasciarlo marinare per circa 20-30 minuti.
- Preriscaldare il forno a 200°C. Tagliare le zucchine, i peperoni e la cipolla a cubetti e tritare l'aglio.
- Mettere le verdure tritate in una pirofila e aggiungere l'aglio tritato, l'olio d'oliva, il sale e il pepe nero. Mescolare bene le verdure in modo che siano coperte uniformemente dall'olio e dalle spezie.
- Togliere il salmone dalla marinata e metterlo sulla teglia accanto alle verdure. Spremere il succo di limone sul salmone.
- Cuocere la teglia per circa 15-20 minuti, finché il salmone non è cotto e le verdure sono morbide e leggermente dorate.
- Servite il salmone e le verdure ben caldi e, se volete, guarnite con del prezzemolo fresco.

## Varianti:

Per i vegani, sostituire il filetto di salmone con un pezzo di tofu o tempeh e utilizzare la stessa procedura di marinatura e cottura.

## Informazioni nutrizionali per porzione

Calorie: circa 350 kcal

Proteine: circa 30 g

Carboidrati: circa 20 g

Grassi: circa 18 g

Fibra alimentare: circa 5 g

Vitamina C: circa il 90% del fabbisogno giornaliero

# POLLO AL LIMONE CON ASPARAGI E PATATE DOLCI

## Ingredienti per 1 porzione

1 petto di pollo

1 limone

100 g di asparagi

100 g di patate dolci

1 cucchiaio di olio extravergine di oliva

Sale e pepe nero macinato al momento

## Preparazione:

- Tagliare il petto di pollo a cubetti. Spremere il limone e marinare il pollo nel succo per circa 10 minuti.
- Nel frattempo, lavare gli asparagi e tagliarli a pezzi lunghi circa 5 cm e sbucciare e tagliare a cubetti le patate dolci.
- Scaldare l'olio extravergine d'oliva in una padella rivestita a fuoco medio. Aggiungere il pollo marinato e farlo rosolare per 5-7 minuti fino a quando non sarà dorato. Togliere il pollo dalla padella e metterlo da parte.
- Mettere gli asparagi e le patate dolci nella stessa padella e cuocere a fuoco medio per circa 10-12 minuti, finché le patate dolci non saranno morbide. Salare e pepare a piacere.
- Riportare il pollo nella padella e cuocere con gli asparagi e le patate dolci per circa 2 o 3 minuti, finché il pollo non sarà ben cotto.
- Servire caldo e guarnire con spicchi di limone.

## Varianti:

Per i vegetariani: sostituire il petto di pollo con tofu o tempeh.

Per i vegani: sostituire il petto di pollo con tofu o tempeh e omettere il burro durante la preparazione.

Per i celiaci: assicurarsi che gli ingredienti siano privi di glutine.

## Consigli per gli acquisti:

Scegliete polli biologici e allevati all'aperto per garantire la qualità della carne. Scegliete patate dolci di dimensioni uniformi e asparagi freschi e croccanti.

## Informazioni nutrizionali per porzione

Calorie: 452 kcal

Proteine: 36 g

Grassi: 16 g

Carboidrati: 40 g

Fibra alimentare: 10 g

# POLLO ALLE ERBE CON INSALATA DI VERDURE MISTE

## Ingredienti per 1 porzione

120 g di petto di pollo

1 cucchiaino di erbe miste (rosmarino, timo, origano, basilico)

1 cucchiaio di olio extravergine di oliva

1/2 limone

1 spicchio d'aglio

Sale e pepe nero a piacere

100 g di insalata mista (lattuga, rucola, carote, pomodorini, cetrioli)

1 cucchiaino di semi di zucca

1 cucchiaino di semi di girasole

1 cucchiaino di semi di lino

1 cucchiaino di aceto di sidro di mele

1 cucchiaino di senape di Digione

1 cucchiaino di miele

## Preparazione:

- Preriscaldare il forno a 200°C.
- In una ciotola, mescolare le erbe con l'olio extravergine d'oliva e il succo di mezzo limone. Aggiungere il petto di pollo e versare la marinata per ricoprirlo uniformemente.
- Disporre i petti di pollo su una teglia rivestita di carta da forno, aggiungere lo spicchio d'aglio schiacciato e infornare per circa 20-25 minuti fino a quando il pollo sarà cotto e dorato.
- Nel frattempo, preparare l'insalata di verdure miste. In una ciotola, sbattere insieme l'aceto di sidro di mele, la senape di Digione, il miele e il succo di mezzo limone per ottenere una vinaigrette.
- Aggiungere l'insalata mista alla vinaigrette e mescolare bene.
- Aggiungere i semi di zucca, i semi di girasole e i semi di lino all'insalata e mescolare nuovamente.
- Una volta cotto il pollo, toglierlo dal forno e lasciarlo riposare per qualche minuto.
- Tagliare il pollo a fette e disporlo in un piatto con l'insalata di verdure miste.

## Informazioni nutrizionali per 1 porzione

Calorie: circa 400 kcal

Proteine: circa 30 g

Grassi: circa 20 g

Carboidrati: circa 20 g

## MELANZANE AL FORNO CON POMODORINI E MOZZARELLA

### Ingredienti per 1 porzione

1 melanzana media

150 g di pomodori ciliegini

50 g di mozzarella di bufala

1 spicchio d'aglio

1 cucchiaino di origano secco

Olio extravergine di oliva a piacere

Sale e pepe a piacere

### Preparazione:

- Tagliare la melanzana a fette di circa 1 cm di spessore e disporla su una teglia rivestita di carta da forno.
- Irrorare le melanzane con un po' di olio extravergine di oliva e salare leggermente.
- Cuocere in forno caldo a 200°C per 20 minuti o finché le melanzane non saranno morbide.
- Nel frattempo, dimezzare i pomodorini e tritare lo spicchio d'aglio.
- Soffriggere l'aglio in una padella con un po' di olio extravergine di oliva.
- Aggiungere i pomodorini e un pizzico di sale e pepe. Cuocere per circa 10 minuti, finché i pomodorini non si sfaldano.
- Tagliare la mozzarella a cubetti.
- Quando le melanzane sono cotte, toglierle dal forno e distribuirvi sopra i pomodorini.
- Aggiungere la mozzarella tagliata a dadini e cospargere di origano secco.
- Rimettete le melanzane in forno e cuocetele per altri 10-15 minuti, finché la mozzarella non sarà filante e dorata.

### Varianti per vegani e celiaci:

Per una versione vegana, sostituire la mozzarella con un formaggio vegano o con un ripieno di pomodori secchi e olive taggiasche. Per una versione senza glutine, utilizzare ingredienti senza glutine.

### Consigli per gli acquisti:

Scegliete melanzane fresche con la buccia liscia e non rovinata. Scegliere pomodori ciliegini maturi e sodi. Scegliere una mozzarella di bufala fresca e di qualità.

### Informazioni nutrizionali per 1 porzione

Calorie: 365 kcal

Proteine: 18 g

Grassi: 23 g

Carboidrati: 25 g

Fibra alimentare: 10 g

# ZUPPA DI LENTICCHIE E ZUCCA

**Ingredienti (per 4 porzioni):**

1 kg di zucca tagliata a cubetti

200 g di lenticchie secche

1 cipolla, tagliata a dadini

2 spicchi d'aglio tritati

1 peperoncino fresco tritato

1 cucchiaio di olio d'oliva

1 cucchiaino di curcuma in polvere

1 cucchiaino di zenzero in polvere

1 litro di brodo vegetale

Sale e pepe nero macinato al momento

Prezzemolo tritato per guarnire

**Istruzioni:**

- In una pentola grande, scaldare l'olio d'oliva a fuoco medio e aggiungere la cipolla, l'aglio e il peperoncino. Cuocere per 2-3 minuti finché la cipolla non diventa traslucida.
- Aggiungere la zucca tagliata a dadini e le lenticchie secche e mescolare per insaporire.
- Aggiungere la curcuma e lo zenzero in polvere, quindi mescolare bene e distribuire le spezie.
- Aggiungere il brodo vegetale e portare a ebollizione.
- Ridurre la fiamma e cuocere per 25-30 minuti fino a quando la zucca e le lenticchie saranno morbide.
- Ridurre la zuppa in purea con un frullatore a mano fino a renderla cremosa e vellutata.
- Condire con sale e pepe nero macinato al momento.
- Servire caldo e guarnire con prezzemolo tritato.

**Consigli per l'acquisto e la preparazione:**

- Per il brodo vegetale, potete utilizzare un dado vegetale o prepararlo in casa con verdure come carote, sedano, cipolle e prezzemolo.
- Per rendere la zuppa più cremosa, si può aggiungere un po' di latte di cocco.

**Informazioni nutrizionali per porzione**

Calorie: 258 kcal

Proteine: 13 g

Grassi: 4 g

Carboidrati: 46 g

Fibra alimentare: 16 g

Vitamina A: 334% della dose giornaliera raccomandata

Vitamina C: 51% della dose giornaliera raccomandata

Ferro: 6,5 mg (36% della dose giornaliera raccomandata)

# RISO INTEGRALE CON ZUCCHINE E CURCUMA

## Ingredienti per 1 porzione

80 g di riso integrale

1 zucchina piccola

1/2 cipolla rossa

1/2 cucchiaino di curcuma in polvere

1 cucchiaino di olio extravergine di oliva

Sale e pepe a piacere

Acqua a piacere

## Preparazione:

- Per prima cosa, cuocere il riso integrale in abbondante acqua salata per circa 35-40 minuti, finché non sarà morbido ma non troppo cotto. Scolare e mettere da parte.
- Tagliare le zucchine a cubetti e affettare finemente la cipolla rossa.
- Scaldare l'olio extravergine di oliva in una padella rivestita e aggiungere le cipolle rosse. Cuocere a fuoco medio per 2-3 minuti fino a quando non saranno dorate.
- Aggiungere le zucchine tagliate a dadini e cuocere per 5-7 minuti fino a quando saranno morbide e leggermente dorate.
- Aggiungere la curcuma in polvere e mescolare bene, facendo attenzione a non bruciare la spezia. Aggiustare di sale e pepe.
- Aggiungere il riso integrale alla padella con le zucchine e mescolare bene il tutto.
- Se necessario, aggiungere un po' d'acqua per ammorbidire il riso e cuocere per altri 2-3 minuti.

## Varianti per vegani, vegetariani e celiaci:

Per una versione vegana, sostituire l'olio extravergine di oliva con olio di cocco o di girasole.

Per una versione vegetariana, si può aggiungere feta o formaggio di capra tagliato a cubetti.

Per una versione senza glutine, sostituire il riso integrale con riso basmati o nero, entrambi privi di glutine.

## Informazioni nutrizionali per porzione

Calorie: circa 300 kcal

Proteine: 7 g

Grassi: 7 g

Carboidrati: 52 g

Fibra alimentare: 6 g

Sodio: 120 mg

## Consigli per gli acquisti:

Assicuratevi di acquistare curcuma di alta qualità, preferibilmente biologica e certificata.

# RISOTTO ALLO ZAFFERANO CON VERDURE GRIGLIATE

## Ingredienti per 1 porzione

80 g di riso integrale

200 ml di brodo vegetale

1/2 cipolla

1 spicchio d'aglio

1/2 cucchiaino di zafferano

1/2 zucchina

1/2 peperone rosso

1/2 melanzana

Olio extravergine di oliva

Sale e pepe nero a piacere

prezzemolo fresco a piacere

## Per la preparazione del brodo vegetale:

- Potete utilizzare le verdure che preferite, ad esempio carote, sedano, cipolle, zucchine e prezzemolo. Basta lavare e tagliare le verdure a pezzi grandi e farle bollire in abbondante acqua per circa un'ora.

## Per la preparazione del risotto:

- Per prima cosa, tritate finemente mezza cipolla e uno spicchio d'aglio e fateli soffriggere in una padella con dell'olio extravergine d'oliva.
- Aggiungere il riso integrale e tostarlo per qualche minuto, mescolando continuamente.
- Aggiungere un mestolo di brodo caldo alla volta e mescolare fino al completo assorbimento. Continuare ad aggiungere brodo finché il riso non sarà cotto (circa 30-35 minuti).
- Nel frattempo, grigliate le verdure tagliate a cubetti in una padella con un po' di olio extravergine d'oliva finché non saranno dorate e morbide.
- Una volta cotte le verdure, aggiungerle al risotto insieme a mezzo cucchiaino di zafferano e mescolare bene.
- Condire con sale e pepe nero e cuocere per altri 5-10 minuti.
- Servite il risotto caldo e guarnitelo con qualche fogliolina di prezzemolo fresco.

## Variante vegana:

Sostituite il brodo vegetale con quello fatto in casa e assicuratevi che tutti gli ingredienti utilizzati siano vegani.

## Informazioni nutrizionali per 1 porzione

Calorie: 345 kcal

Proteine: 9 g

Carboidrati: 60 g

Grassi: 7 g

Fibra alimentare: 7 g

Sodio: 496 mg

# PASTA INTEGRALE CON VERDURE E PESTO DI AVOCADO

## Ingredienti per 1 porzione

75 g di pasta integrale

1/2 avocado maturo

1 cucchiaio di noci tritate

1/2 spicchio d'aglio

1/2 limone (solo il succo)

1/2 cucchiaino di curcuma in polvere

1 zucchina

1 carota

1 cucchiaio di olio d'oliva

Sale e pepe nero macinato fresco a piacere

Acqua a piacere

## Procedura:

- Per prima cosa lavare la zucchina e la carota e tagliarle a cubetti.
- Scaldare un cucchiaio di olio d'oliva in una padella e aggiungere le verdure. Cuocere per circa 5-7 minuti fino a quando non saranno morbide. Se necessario, aggiungere un po' d'acqua.
- Nel frattempo, cuocere la pasta integrale in abbondante acqua salata secondo le istruzioni della confezione.
- Per il pesto di avocado, sbucciare l'avocado e togliere il nocciolo. Mettetelo in un frullatore con le noci, mezzo spicchio d'aglio, il succo di mezzo limone e la curcuma. Frullare fino a ottenere un composto omogeneo.
- Scolare la pasta e mescolarla con il pesto di avocado e le verdure. Aggiustare di sale e pepe.

## Varianti:

Per rendere la ricetta vegana, sostituire il miele con sciroppo d'acero o d'agave.

I celiaci dovrebbero assicurarsi che la pasta integrale utilizzata sia priva di glutine.

## Informazioni nutrizionali per 1 porzione

Calorie: 472 kcal

Proteine: 13 g

Grassi: 29 g

Carboidrati: 49 g

Fibra alimentare: 13 g

Zucchero: 6 g

Sodio: 76 mg

# FAGIOLI ALLA TEXANA CON GUACAMOLE

**Ingredienti per 1 porzione**

150 g di fagioli neri in scatola, scolati e sciacquati

50 g di mais dolce in scatola, scolato e sciacquato

50 g di pomodori pelati e tagliati a cubetti

1/2 cipolla, tagliata finemente

1 spicchio d'aglio, tritato finemente

1/4 di cucchiaino di cumino in polvere

1/4 di cucchiaino di paprika affumicata

1/4 di cucchiaino di origano secco

1 pizzico di sale marino

1/4 di avocado maturo

1/4 di lime, spremuto

1/4 di cucchiaino di sale marino integrale

1/2 spicchio d'aglio, tritato finemente

Peperoncino fresco a piacere

1 cucchiaio di coriandolo fresco tritato

**Preparazione:**

- In una padella antiaderente, soffriggere la cipolla e l'aglio con un po' di olio d'oliva fino a quando non saranno dorati.
- Aggiungere i fagioli, il mais, i pomodori pelati, le spezie e il sale marino. Mescolare bene e cuocere a fuoco medio-basso per 5-10 minuti, finché il composto non è caldo.
- Nel frattempo, preparare il guacamole: Schiacciare la polpa di avocado con una forchetta, aggiungere il succo di lime, il sale marino, l'aglio tritato, il peperoncino a piacere e il coriandolo fresco tritato. Mescolare bene fino a ottenere un composto omogeneo.
- Servire i fagioli caldi con il guacamole.

**Varianti per vegani, vegetariani e celiaci:**

La ricetta è già vegana e vegetariana.

**Informazioni nutrizionali per 1 porzione**

Calorie: 422 kcal

Proteine: 17 g

Grassi: 16 g (di cui acidi grassi saturi 2 g)

Carboidrati: 57 g (zucchero di origine 5 g)

Fibra alimentare: 21 g

Sodio: 914 mg

# INSALATA DI FAGIOLI VERDI E POLLO ALLA GRIGLIA

## Ingredienti per 1 porzione

100 g di fagiolini

100 g di petto di pollo

1 cucchiaio di olio extravergine di oliva

1/2 limone

Sale e pepe a piacere

1 spicchio d'aglio

1 cucchiaino di timo fresco

## Preparazione:

- Per prima cosa lavare i fagiolini, eliminare le estremità e tagliarli a pezzi di circa 4 cm. Cuocere in acqua bollente salata per circa 6-8 minuti, finché non saranno morbidi ma ancora croccanti. Scolare e raffreddare sotto acqua corrente fredda per interrompere il processo di cottura.
- Nel frattempo, preparare il petto di pollo: Strofinare la carne con olio extravergine d'oliva, succo di limone, aglio tritato, sale, pepe e timo fresco. Lasciare marinare per circa 10-15 minuti.
- Accendere il grill e grigliare il petto di pollo per circa 6-8 minuti per lato o fino a cottura completa.
- Dopo la cottura, lasciare riposare il petto di pollo per qualche minuto e poi tagliarlo a cubetti.
- In una ciotola, unire i fagiolini raffreddati e i cubetti di pollo grigliati. Condire con un filo d'olio extravergine d'oliva, sale e pepe e mescolare bene.
- Servite l'insalata di fagiolini e pollo alla griglia decorata con qualche fogliolina di timo fresco.

## Informazioni nutrizionali per 1 porzione

Calorie: 280 kcal

Proteine: 28 g

Grassi: 14 g

Carboidrati: 12 g

Fibra alimentare: 5 g

## Suggerimenti per la preparazione:

Per evitare di cuocere troppo i fagiolini, controllate spesso il tempo di cottura e scolateli subito quando sono pronti. Per grigliare perfettamente il petto di pollo, assicuratevi che la griglia sia calda prima di iniziare a grigliare e non girate il petto di pollo troppo spesso.

# FILETTO DI SALMONE CON SPINACI E PATATE DOLCI

## Ingredienti per 1 porzione

1 filetto di salmone fresco (120-150 g)

1 patata dolce media

2 manciate di spinaci freschi

1 spicchio d'aglio

1/2 limone

1 cucchiaio di olio extravergine di oliva

Sale e pepe nero a piacere

## Preparazione:

- Sbucciare la patata dolce e tagliarla a cubetti di circa 2 cm. Metterle in una pentola d'acqua salata e farle bollire per circa 15 minuti, finché non saranno morbide ma non mollicce.
- Scaldare l'olio d'oliva e lo spicchio d'aglio schiacciato in una padella antiaderente. Mettete il filetto di salmone con la pelle rivolta verso il basso e fatelo rosolare a fuoco medio-alto per 4-5 minuti, finché la pelle non sarà croccante e dorata. Girarlo con una spatola e friggerlo per altri 2-3 minuti sull'altro lato, finché la pelle non sarà cotta ma ancora morbida all'interno.
- Mettete gli spinaci freschi nella stessa padella con il succo di mezzo limone. Cuocere per qualche minuto finché non saranno appassiti ma ancora croccanti.
- Scolare le patate dolci e disporle sul fondo di un piatto da portata. Adagiarvi sopra il filetto di salmone, con gli spinaci sulla pelle croccante. Condire con un pizzico di sale e pepe nero e servire immediatamente.

## Varianti per vegani e vegetariani:

Per una versione vegetariana, potete sostituire il salmone con un hamburger di quinoa o con del tofu alla griglia. Per una versione vegana, si possono utilizzare solo spinaci e patate dolci.

## Consigli per gli acquisti:

Scegliete salmone fresco con pelle liscia e senza macchie marroni. Gli spinaci devono essere di colore verde intenso, con foglie croccanti e senza macchie.

## Informazioni nutrizionali per 1 porzione

Calorie: 400 kcal

Proteine: 27 g

Grassi: 17 g

Carboidrati: 34 g

Fibra alimentare: 6 g

Questa ricetta è ricca di proteine e carboidrati complessi, mentre gli spinaci e le patate dolci forniscono una serie di vitamine e minerali essenziali. Il salmone è una fonte di acidi grassi omega-3, noti per i loro effetti antinfiammatori sull'organismo. Inoltre, questa ricetta è molto semplice e veloce da preparare.

# FILETTO DI BRANZINO CON TIMO E LIMONE

## Ingredienti per 1 porzione

1 filetto di branzino fresco (circa 150 g)

1 cucchiaio di olio extravergine di oliva

1 spicchio d'aglio tritato

1 rametto di timo fresco

1/2 limone biologico, scorza e succo grattugiato

Sale e pepe nero macinato fresco a piacere.

## Procedura:

- Preriscaldare il forno a 200°C.
- In una padella antiaderente, scaldare l'olio d'oliva e l'aglio a fuoco medio finché l'aglio non diventa dorato e fragrante, circa 1-2 minuti.
- Mettere il filetto di branzino nella padella con la pelle rivolta verso il basso e cuocere per 2-3 minuti.
- Aggiungete al filetto il timo e la scorza di limone grattugiata e fate cuocere per altri 2-3 minuti, finché il pesce non diventa opaco e può essere rimosso facilmente con una forchetta.
- Spremere il succo di limone sul pesce e condire con sale e pepe.
- Disporre il filetto di branzino su una teglia rivestita di carta da forno e cuocere nel forno preriscaldato per altri 5-7 minuti, finché la parte superiore non sarà dorata e croccante.

## Varianti:

Variante per vegani: sostituire il filetto di branzino con un blocco di tofu pressato e tagliato a cubetti.

Variante per i vegetariani: la ricetta è la stessa, ma il filetto di branzino viene sostituito da una porzione di riso basmati o di quinoa al vapore.

Variante per celiaci: assicurarsi che gli ingredienti siano privi di glutine, soprattutto il timo.

## Informazioni nutrizionali per 1 porzione

Calorie: 256 kcal

Proteine: 27 g

Grassi: 14 g

Carboidrati: 4 g

Fibra alimentare: 1 g

Zucchero: 1 g

Sodio: 99 mg

# ORATA AL FORNO

## Ingredienti per 1 porzione

| | |
|---|---|
| 1 filetto di orata (circa 150 g) | 1 rametto di timo |
| 1 limone biologico | Sale e pepe nero a piacere |
| 1 spicchio d'aglio | 1 cucchiaio di olio extravergine di oliva |
| 1 rametto di rosmarino | |

## Da accompagnare:

| | |
|---|---|
| 1 carota media | 1 cipolla rossa piccola |
| 1 zucchina | 1 cucchiaio di olio extravergine di oliva |
| 1 peperone rosso | Sale e pepe nero a piacere |

## Preparazione:

- Preriscaldare il forno a 180°C.
- Lavare e asciugare le verdure. Tagliare le carote e le zucchine a bastoncini sottili, i peperoni a pezzi e la cipolla a fette.
- Mettere le verdure in una teglia, aggiungere l'olio, il sale e il pepe e mescolare bene.
- Lavare il filetto di orata e asciugarlo con carta da cucina. Tagliare il limone a fette sottili.
- Disporre il filetto di orata sulle verdure, aggiungere lo spicchio d'aglio sbucciato, il rosmarino e il timo. Disporre le fette di limone sopra il filetto.
- Condite con sale, pepe e un cucchiaio di olio extravergine di oliva.
- Cuocere la teglia in forno per circa 20-25 minuti, finché il pesce non sarà cotto.
- Servire caldo con le verdure.

## Informazioni nutrizionali (per porzione)

| | | |
|---|---|---|
| Calorie: circa 300 kcal | Fibra alimentare: circa 7 g | Calcio: circa il 10% della RDA |
| Proteine: circa 30 g | Vitamina A: circa il 90% della RDA | |
| Grassi: circa 12 g | | |
| Carboidrati: circa 20 g | Vitamina C: circa 200% della RDA | Ferro: circa il 20% della RDA |

# POLLO E CECI ALLA CURCUMA

**Ingredienti per 1 porzione**

150 g di petto di pollo senza pelle

100 g di ceci cotti

1/2 cucchiaino di curcuma in polvere

1/2 cucchiaino di paprika

1/4 di cucchiaino di cumino in polvere

1 spicchio d'aglio

1 cucchiaio di olio d'oliva

Sale e pepe a piacere

prezzemolo fresco per guarnire

**Procedura:**

- Tagliare il petto di pollo a cubetti e metterlo in una ciotola. Aggiungere curcuma, paprika, cumino, aglio tritato, sale e pepe e mescolare bene.
- In una padella, scaldare l'olio d'oliva a fuoco medio-alto e aggiungere il pollo. Friggere per 5-7 minuti fino a quando il pollo sarà dorato e cotto.
- Aggiungere i ceci alla padella e mescolare bene con il pollo. Cuocere per altri 2-3 minuti fino a quando i ceci si saranno riscaldati.
- Togliere dal fuoco e guarnire con prezzemolo fresco.

**Varianti:**

Aggiungere le verdure, come peperoni o zucchine tagliate a dadini, nella padella con il pollo.

Sostituire i ceci con fagioli neri o fagioli cannellini.

Servire con una porzione di riso basmati o di quinoa per un pasto completo.

**Suggerimenti per la preparazione:**

Non esagerate con le spezie per non sovrastare il sapore del pollo e dei ceci.

Mescolare spesso il pollo durante la cottura per evitare che si attacchi alla padella.

**Informazioni nutrizionali:**

Calorie: 400 kcal

Proteine: 40 g

Grassi: 15 g

Carboidrati: 25 g

Fibra alimentare: 8 g

# INSALATA DI BROCCOLI CON MANDORLE E UVA SULTANINA

## Ingredienti per 1 porzione

70 g di broccoli freschi

35 g di mandorle

35 g di uva sultanina

40 g di cipolla rossa, tritata finemente

2 cucchiai di olio d'oliva

2 cucchiai di aceto di sidro di mele

Sale e pepe a piacere

## Procedura:

- Per prima cosa pulire i broccoli e rimuovere le parti dure e le foglie esterne. Tagliare i broccoli in piccoli pezzi e metterli in una pentola d'acqua bollente per 2-3 minuti.
- Scolare i broccoli e metterli in una ciotola con acqua e ghiaccio per bloccarne la cottura e conservarne il colore verde brillante.
- Tostare le mandorle in una padella per 3-4 minuti a fuoco medio. Togliere dal fuoco e lasciare raffreddare.
- In una ciotola, preparare la vinaigrette con olio d'oliva, aceto di sidro di mele, sale e pepe.
- Aggiungere i broccoli scolati alla ciotola con la vinaigrette. Aggiungere le mandorle tostate, l'uva sultanina e le cipolle rosse. Mescolare delicatamente.
- Servire come insalata fredda o a temperatura ambiente.

## Varianti:

Per una versione vegetariana, si può aggiungere feta o pecorino tagliato a cubetti.

Per una versione senza glutine, assicurarsi che l'uva sultanina sia priva di farina o amido.

## Consigli per gli acquisti:

Scegliere broccoli freschi con fiori verde intenso, senza parti gialle o marroni.

Acquistate le mandorle intere e tostatele fresche a casa per conservarne l'aroma e il sapore.

Scegliete l'uva sultanina senza zuccheri aggiunti o conservanti.

## Informazioni nutrizionali per 1 porzione

Calorie: 412 kcal

Grassi: 29 g

Carboidrati: 35 g

Proteine: 9 g

Fibra alimentare: 9 g

Zucchero: 21 g

# CARCIOFI RIPIENI DI QUINOA E VERDURE

## Ingredienti per 1 porzione

1 carciofo fresco

85 g di quinoa

60 g di verdure miste (es. zucchine, carote, peperoni)

1/4 di cipolla, tagliata a dadini

1 spicchio d'aglio tritato

1 cucchiaio di olio extravergine di oliva

1 cucchiaio di succo di limone

1/4 di cucchiaino di curcuma in polvere

Sale e pepe nero macinato fresco a piacere

120 ml di brodo vegetale

## Preparazione:

- Preparare i carciofi: Lavare bene i carciofi sotto l'acqua corrente e tagliare la cima, eliminare le foglie esterne e la parte più dura del gambo.
- Con un cucchiaio, rimuovere con cura la "barba" interna dei carciofi, facendo attenzione a non danneggiare il cuore.
- In una padella grande, soffriggere la cipolla e l'aglio tritati in olio extravergine d'oliva a fuoco medio fino a quando non saranno morbidi e dorati.
- Aggiungere le verdure tagliate a dadini e cuocere per circa 5-7 minuti finché non si ammorbidiscono.
- Aggiungere la quinoa e la curcuma in polvere e mescolare bene.
- Aggiungere il brodo vegetale e portare a ebollizione. Ridurre quindi la fiamma e cuocere a fuoco lento, coperto, per circa 15-20 minuti, finché la quinoa non sarà cotta e il liquido assorbito.
- Condire con succo di limone, sale e pepe nero macinato al momento.
- Riempire i carciofi con il ripieno di quinoa e verdure e disporli in una pirofila.
- Versare un po' di brodo vegetale sul fondo della teglia e coprire con un foglio di alluminio.
- Cuocere in forno preriscaldato a 180 °C per circa 45-50 minuti, finché i carciofi non saranno morbidi.
- Servire i carciofi ripieni di quinoa e verdure tiepidi.

## Informazioni nutrizionali (per porzione)

Calorie: 380 kcal

Proteine: 12 g

Fibra alimentare: 15 g

Grassi: 15 g

Carboidrati: 53 g

# INSALATA DI ERBE E QUINOA

**Ingredienti per 1 porzione**

70 g di cavolo cappuccio tritato finemente

1 cucchiaio di olio d'oliva

100 g di quinoa cotta

1 cucchiaio di aceto di sidro di mele

25 g di mandorle a fette

1 cucchiaino di senape di Digione

35 g di uva sultanina

Sale e pepe a piacere

**Preparazione:**

- Scaldare l'olio d'oliva in una padella e aggiungere il cavolo tagliato. Cuocere per 3-5 minuti fino a quando il cavolo è leggermente morbido.
- In una ciotola, mescolare la quinoa cotta, le mandorle affettate e l'uva sultanina.
- Preparare la vinaigrette mescolando olio d'oliva, aceto di sidro di mele, senape di Digione, sale e pepe.
- Unire il cavolo al composto di quinoa e aggiungere la vinaigrette.
- Mescolare bene e servire.

**Varianti per vegani, vegetariani e celiaci:**

Questa ricetta è già vegana e vegetariana. Per una versione senza glutine, assicurarsi che la quinoa utilizzata sia certificata senza glutine.

**Consigli per gli acquisti:**

Scegliete un cavolo fresco e croccante che non sia macchiato. Per quanto riguarda la quinoa, è consigliabile acquistarne una varietà biologica e assicurarsi che sia priva di glutine.

**Informazioni nutrizionali:**

Calorie: 437 kcal

Carboidrati: 56 g

Proteine: 12 g

Fibra alimentare: 10 g

Grassi: 21 g

L'insalata di cavolo nero e quinoa è un ottimo pasto antinfiammatorio per il pranzo, poiché entrambi gli ingredienti sono ricchi di sostanze nutritive che fanno bene al nostro organismo. Il cavolo è ricco di vitamina C, vitamina K e antiossidanti, mentre la quinoa è una fonte di proteine e fibre. Inoltre, le mandorle e l'uva sultanina aggiungono un tocco di dolcezza e croccantezza alla preparazione. Buon appetito!

## ZUPPA DI CAVOLO E LENTICCHIE

### Ingredienti per 1 porzione

70 g di cavolo bianco tritato

100 g di lenticchie secche

1 carota, tritata

1/2 cipolla, tagliata a dadini

1 spicchio d'aglio tritato

480 ml di brodo vegetale

1 cucchiaio di olio d'oliva

Sale e pepe nero macinato al momento

Prezzemolo fresco tritato (facoltativo)

### Preparazione:

- In una pentola grande, scaldare l'olio d'oliva a fuoco medio.
- Aggiungere la carota, la cipolla e l'aglio tritati e cuocere fino a quando le verdure sono morbide, circa 5 minuti.
- Aggiungere il cavolo e le lenticchie secche e mescolare bene.
- Versare il brodo vegetale nella pentola e portare a ebollizione.
- Riducete la fiamma, coprite la pentola e fate cuocere a fuoco lento per circa 30-35 minuti, finché le lenticchie non saranno morbide.
- Condire con sale e pepe nero macinato al momento.
- Servire la zuppa calda e, se si desidera, cospargerla di prezzemolo fresco tritato.

### Varianti:

Per una versione vegana, utilizzare un brodo vegetale fatto in casa o acquistato in negozio senza ingredienti di origine animale.

Per una versione vegetariana, è possibile aggiungere formaggio grattugiato o panna acida come guarnizione.

Per una versione senza glutine, verificare che le lenticchie secche e il brodo vegetale utilizzati siano privi di glutine.

### Consigli per gli acquisti:

Scegliete un cavolo bianco fresco, sodo e senza macchie o foglie gialle. Le lenticchie secche sono di diverse varietà e colori, ma per questa ricetta è consigliabile utilizzare le solite lenticchie verdi.

### Informazioni nutrizionali (per porzione)

Calorie: circa 350 kcal

Proteine: circa 18 g

Grassi: circa 7 g

Carboidrati: circa 55 g

Fibre: circa 18 g

# FUNGHI E MIRTILLI

## Ingredienti per 1 porzione

150 g di funghi misti (ad esempio champignon o porcini)

1 cipolla

1 spicchio d'aglio

50 g di mirtilli freschi

1 cucchiaio di olio extravergine di oliva

Sale e pepe a piacere

Prezzemolo fresco per guarnire

## Istruzioni:

- Per prima cosa lavare i funghi sotto l'acqua corrente e tamponarli con carta assorbente. Tagliarli a fette e metterli da parte.
- Tritare finemente la cipolla e l'aglio e farli soffriggere in una padella antiaderente con olio extravergine di oliva.
- Aggiungere i funghi e cuocere a fuoco medio per circa 5-7 minuti, finché i funghi non saranno morbidi e dorati.
- Aggiungere i mirtilli freschi alla padella e cuocere per un altro minuto finché i mirtilli non iniziano a rilasciare il loro succo.
- Salate e pepate e servite la deliziosa preparazione antinfiammatoria ai funghi e mirtilli. Guarnite con del prezzemolo fresco.

## Informazioni nutrizionali per 1 porzione

Calorie: 146 kcal

Proteine: 6 g

Grassi: 6 g

Carboidrati: 22 g

Fibra alimentare: 7 g

I funghi sono un'ottima fonte di proteine vegetali e di antiossidanti che aiutano a combattere le infiammazioni. I mirtilli, invece, contengono flavonoidi che hanno proprietà antinfiammatorie e antiossidanti. Un piatto gustoso e sano che vi lascerà sazi e soddisfatti!

# FUNGHI E ANANAS

**Ingredienti per 1 porzione**

100 g di funghi misti

100 g di ananas fresco

1 spicchio d'aglio

1 cucchiaio di olio extravergine di oliva

1/2 cucchiaino di zenzero fresco grattugiato

1/2 cucchiaino di curcuma in polvere

1 pizzico di peperoncino (facoltativo)

Sale e pepe a piacere

Prezzemolo fresco a piacere

**Preparazione:**

- Pulire i funghi con un panno umido e tagliarli a fette sottili. Tritare l'aglio e il prezzemolo.
- Tagliare l'ananas a cubetti.
- In una padella antiaderente, scaldare l'olio extravergine di oliva insieme all'aglio tritato e al peperoncino (se desiderato).
- Aggiungere i funghi e farli soffriggere a fuoco medio per circa 5 minuti, finché non saranno dorati.
- Aggiungere l'ananas, lo zenzero e la curcuma e cuocere per altri 5-10 minuti, mescolando delicatamente.
- Salare e pepare e servire guarnendo con prezzemolo fresco tritato.

**Informazioni nutrizionali:**

Questa ricetta è povera di calorie ma ricca di sostanze nutritive e antiossidanti che favoriscono la salute. I funghi contengono proteine, vitamine del gruppo B e minerali come selenio e rame, mentre l'ananas è ricco di vitamina C, manganese e bromelina, un enzima digestivo. Una porzione di questa ricetta fornisce circa 150-200 calorie, a seconda della quantità di olio extravergine di oliva utilizzato.

# INSALATA DI ANANAS E POLLO

## Ingredienti per 1 porzione

1 petto di pollo

80 g di ananas fresco tagliato a cubetti

1/4 di avocado maturo tagliato a cubetti

1/4 di cipolla rossa, affettata sottilmente

Lattuga romana tritata

2 cucchiai di olio extravergine di oliva

1 cucchiaio di aceto di sidro di mele

1 cucchiaino di senape di Digione

Sale e pepe a piacere

## Procedura:

- Preriscaldare il forno a 200°C. Tagliare il petto di pollo a cubetti e disporlo su una teglia rivestita di carta da forno. Aggiungere un pizzico di sale e pepe e infornare per 20-25 minuti fino a quando il pollo sarà dorato e cotto.
- Mentre il pollo cuoce, preparare gli ingredienti dell'insalata. Tagliare a cubetti l'ananas, l'avocado e la cipolla. Tagliare l'insalata a pezzi e metterla in una ciotola.
- In un'altra ciotola, preparare la vinaigrette: Frullare insieme l'olio extravergine d'oliva, l'aceto di sidro di mele, la senape di Digione e un pizzico di sale e pepe.
- Quando il pollo è cotto, togliere la teglia dal forno e lasciare raffreddare per qualche minuto. Aggiungere il pollo all'insalata e condire con la vinaigrette.
- Mescolare bene tutti gli ingredienti dell'insalata e servire immediatamente.

## Varianti:

Per una versione vegetariana, sostituire il pollo con cubetti di tofu.

Per una versione vegana, omettere il pollo e sostituirlo con ceci o fagioli cannellini.

Per una versione senza glutine, assicurarsi che la senape di Digione non contenga glutine e sostituire l'aceto di sidro di mele con aceto di vino bianco.

## Informazioni nutrizionali per una porzione:

Calorie: 412 kcal

Proteine: 32 g

Grassi: 26 g

Carboidrati: 15 g

Fibra alimentare: 6 g

# BRODO DI CARNE E OSSA CON ZENZERO E CURCUMA

## Ingredienti per 1 porzione

1 osso di manzo con midollo

1 carota

1 sedano

1 cipolla

1 spicchio d'aglio

1 pezzo di zenzero fresco (circa 2 cm)

1 cucchiaino di curcuma in polvere

1 cucchiaio di aceto di sidro di mele

1 pizzico di sale

500 ml di acqua

## Istruzioni:

- Preriscaldare il forno a 200°C.
- Disporre l'osso di manzo su una teglia foderata con carta da forno e cuocere per 20-30 minuti fino a quando l'osso sarà dorato e cotto al centro.
- Nel frattempo, tagliare a dadini la carota, il sedano e la cipolla. Tritare l'aglio e grattugiare lo zenzero.
- In una casseruola, soffriggere le verdure e l'aglio a fuoco medio per circa 5-7 minuti o finché le verdure non sono morbide.
- Aggiungere alla padella la curcuma, l'aceto di sidro di mele e lo zenzero grattugiato e mescolare bene.
- Togliere l'osso dal forno e metterlo nella pentola con le verdure. Versare 500 ml di acqua nella pentola e portare a ebollizione.
- Riducete la fiamma al minimo e fate sobbollire per 3-4 ore, mescolando di tanto in tanto.
- Quando il brodo è pronto, rimuovere le ossa e le verdure con un cucchiaio forato e filtrare il brodo attraverso un colino a maglie fini.
- Aggiungere un pizzico di sale e servire caldo.

## Consigli per gli acquisti:

Per un brodo di alta qualità, scegliete carne di manzo biologica e verdure fresche di stagione.

## Varianti per vegani e vegetariani:

Per una versione vegana o vegetariana, sostituire l'osso di manzo con un misto di funghi e verdure.

## Informazioni nutrizionali per 1 porzione

Calorie: 207 kcal

Proteine: 20 g

Grassi: 9 g

Carboidrati: 12 g

Fibra alimentare: 3 g

Zucchero: 6 g

# INSALATA DI BROCCOLI CON CECI E MANDORLE

## Ingredienti per 1 porzione

1/2 testa di broccoli, tritati

120 g di ceci cotti

25 g di mandorle a fette

2 cucchiai di olio d'oliva

1 cucchiaio di aceto di sidro di mele

1 cucchiaino di senape di Digione

Sale e pepe a piacere

## Preparazione:

- Tagliare i broccoli a pezzetti e cuocerli in acqua bollente salata per circa 2-3 minuti, finché non saranno morbidi ma ancora croccanti.
- Scolare e immergere in acqua ghiacciata per interrompere il processo di cottura e conservare il colore verde intenso.
- Mescolare i ceci raffreddati e i broccoli in una ciotola.
- In una padella, tostare le mandorle affettate per qualche minuto a fuoco medio, finché non saranno leggermente dorate.
- Aggiungere le mandorle alla ciotola.
- In un'altra ciotola, mescolare l'olio d'oliva, l'aceto di sidro di mele, la senape di Digione, il sale e il pepe. Mescolare bene gli ingredienti per ottenere una vinaigrette.
- Versare la vinaigrette sulla ciotola con i broccoli, i ceci e le mandorle e mescolare bene tutti gli ingredienti.

## Varianti:

Per una versione vegana, utilizzare ceci cotti senza ingredienti animali.

Per una versione più gustosa, aggiungete qualche fetta di cipolla rossa tagliata sottile o della pancetta croccante.

## Consigli per gli acquisti:

Cercate broccoli freschi, di colore verde intenso e sodi, senza macchie o parti molli.

Per i ceci, potete utilizzare quelli già cotti in scatola, ma ricordatevi di sciacquarli bene sotto l'acqua corrente per eliminare l'acqua di conservazione in eccesso.

## Informazioni nutrizionali per una porzione:

Calorie: 350 kcal

Grassi: 22 g

Carboidrati: 28 g

Proteine: 12 g

Fibra: 11 g

# INSALATA DI CRAUTI E MELE

## Ingredienti per 1 porzione

100 g di crauti crudi

1 mela verde

1 carota media

1/4 di cipolla rossa

1 cucchiaio di olio d'oliva

1 cucchiaio di aceto di sidro di mele

Sale e pepe a piacere

## Preparazione:

- Tagliare prima la mela, la carota e la cipolla rossa a julienne (strisce sottili).
- Mettere tutto insieme ai crauti crudi in una ciotola.
- Aggiungete un pizzico di sale e pepe, un cucchiaio di olio d'oliva e un cucchiaio di aceto di sidro di mele.
- Mescolare bene tutti gli ingredienti.
- Lasciare marinare in frigorifero per almeno mezz'ora prima di servire.

## Consigli per gli acquisti:

I crauti freschi o in barattolo sono facilmente reperibili in molti supermercati o mercati locali. Assicuratevi che siano freschi e croccanti quando li acquistate in negozio. Se volete, potete anche usare crauti fatti in casa per questa ricetta. La mela verde deve essere piuttosto aspra e croccante, quindi consiglio una varietà come la Granny Smith. La carota deve essere fresca e croccante e la cipolla rossa deve essere fresca e saporita.

## Informazioni nutrizionali per una porzione:

Calorie: 132 kcal

Proteine: 2 g

Grassi: 6 g

Carboidrati: 18 g

Fibra alimentare: 4 g

Zucchero: 12 g

Sodio: 222 mg

Questa insalata di crauti e mele è ottima per un pranzo leggero e antinfiammatorio. I crauti sono ricchi di vitamina C, antiossidanti e probiotici, mentre le mele verdi sono ricche di fibre, vitamina C e antiossidanti. Le carote sono un'altra fonte di vitamina C e antiossidanti, mentre l'aceto di sidro di mele aiuta a ridurre le infiammazioni. Provate questa deliziosa e sana insalata per un pranzo veloce e gustoso!

# PRANZI FACILI E VELOCI!

## FUNGHI CON QUINOA

### Ingredienti per 1 porzione

100 g di funghi misti

50 g di quinoa

1 spicchio d'aglio

1 cucchiaio di olio extravergine di oliva

Sale e pepe nero a piacere

Prezzemolo fresco a piacere

### Preparazione:

- Per prima cosa lavare bene la quinoa sotto acqua corrente fredda e cuocerla in acqua bollente salata per 15 minuti. Scolare e mettere da parte.
- Pulire i funghi eliminando la parte terrosa del gambo con un coltellino, quindi affettarli sottilmente.
- In una padella antiaderente, scaldare l'olio extravergine d'oliva con lo spicchio d'aglio schiacciato. Aggiungere i funghi e farli rosolare a fuoco vivo per 5-7 minuti, mescolando spesso.
- Aggiungere la quinoa precedentemente cotta ai funghi e mescolare brevemente. Aggiustare di sale e pepe.
- Cospargere di prezzemolo fresco tritato e servire caldo.

### Consigli per gli acquisti:

Scegliete funghi freschi e sani, con cappelli ben chiusi e polpa soda. Evitate i funghi troppo maturi o ammaccati. Potete scegliere porcini, champignon o altri funghi misti in base ai vostri gusti. Con la quinoa, fate attenzione alla data di scadenza e assicuratevi che non ci siano impurità o residui.

### Informazioni nutrizionali per una porzione:

Calorie: circa 200 kcal

Proteine: 7 g

Grassi: 8 g

Carboidrati: 26 g

Fibra alimentare: 3 g

I funghi sono ricchi di antiossidanti e minerali come potassio, selenio e rame.

# INSALATA DI ARANCE E SEMI DI ZUCCA

## Ingredienti per 1 porzione

150 g di cavolo bianco

1 Arancione

1 cucchiaio di semi di zucca

1 cucchiaio di olio extravergine di oliva

1 cucchiaino di aceto di sidro di mele

Sale e pepe a piacere

## Preparazione:

- Tagliare il cavolo bianco a fette sottili e metterlo in una ciotola.
- Sbucciare e tagliare a cubetti l'arancia e aggiungerla al cavolo.
- Aggiungere i semi di zucca alla ciotola.
- Condire con olio extravergine di oliva, aceto di sidro di mele, sale e pepe. Mescolare bene tutti gli ingredienti.

## Varianti:

Per una versione vegana, sostituire l'aceto di sidro di mele con il succo di limone.

Per una versione vegetariana, si possono aggiungere cubetti di formaggio di capra o di feta.

## Consigli per gli acquisti:

Scegliete un cavolo bianco dalla consistenza croccante, senza macchie o aree scolorite.

Per quanto riguarda le arance, si dovrebbe preferire una varietà succosa e dolce, senza amarezza.

È possibile acquistare semi di zucca già tostati o arrostirli in casa in una padella.

## Informazioni nutrizionali per porzione

Calorie: circa 250 kcal

Proteine: circa 6 g

Grassi: circa 17 g

Carboidrati: circa 22 g

Fibra alimentare: circa 8 g

Questa insalata è ricca di vitamine, minerali e antiossidanti grazie al cavolo bianco e all'arancia. I semi di zucca sono una fonte di proteine vegetali, di fibre e di acidi grassi omega-3. Inoltre, l'olio extravergine di oliva è una fonte di grassi sani, mentre l'aceto di sidro di mele aiuta a ridurre le infiammazioni nel corpo.

# FUNGHI FRITTI CON POMODORINI E TIMO

## Ingredienti per 1 porzione

150 g di funghi misti (ad esempio champignon, shiitake, porcini)

10 pomodori ciliegia

1 spicchio d'aglio

1 cucchiaino di timo secco

Sale e pepe nero a piacere

Olio extravergine di oliva a piacere

## Preparazione:

- Pulire accuratamente i funghi con un panno umido e tagliarli a fette sottili.
- Dimezzare i pomodorini.
- In una padella, scaldare 2 cucchiai di olio extravergine d'oliva insieme allo spicchio d'aglio intero.
- Aggiungere i funghi e soffriggere per 3-4 minuti fino a quando non saranno dorati.
- Aggiungere i pomodorini, il timo e un pizzico di sale e pepe nero. Mescolare bene.
- Cuocere per altri 2-3 minuti fino a quando i pomodorini saranno appassiti e i funghi saranno cotti ma ancora croccanti.
- Togliere lo spicchio d'aglio e servire immediatamente.

## Varianti:

Per una versione vegetariana, si può aggiungere qualche cubetto di formaggio fresco di capra o di feta a fine cottura.

## Consigli per gli acquisti:

Scegliete funghi freschi e puliti, senza parti ammaccate o marce. I pomodori ciliegini devono essere belli e sodi.

## Informazioni nutrizionali (per una porzione):

Calorie: 150 kcal

Grassi: 10 g

Fibra alimentare: 3 g

Proteine: 6 g

Carboidrati: 10 g

Zucchero: 5 g

Questa ricetta è un'ottima scelta per un pranzo veloce e sano, perfetto per chi ha poco tempo ma non vuole sacrificare gusto e salute. I funghi sono ricchi di antiossidanti e sostanze antinfiammatorie, mentre i pomodorini forniscono vitamine e minerali essenziali per la salute.

# PASTA INTEGRALE CON FUNGHI

## Ingredienti per 1 porzione

80 g di pasta integrale

100 g di funghi champignon

1 spicchio d'aglio

1 cucchiaio di olio extravergine di oliva

1 pizzico di sale

Pepe nero a piacere

Prezzemolo fresco tritato a piacere

## Preparazione:

- Per prima cosa cuocere la pasta in abbondante acqua salata secondo le istruzioni riportate sulla confezione.
- Nel frattempo, pulire i funghi con un panno umido e tagliarli a fette sottili.
- In una padella rivestita, scaldare l'olio extravergine d'oliva insieme allo spicchio d'aglio sbucciato e schiacciato.
- Aggiungere i funghi e cuocere a fuoco medio per 5-7 minuti, mescolando di tanto in tanto, finché non saranno morbidi e dorati.
- Condire con sale e pepe nero.
- Scolare la pasta al dente, unirla alla padella con i funghi e aggiungere qualche cucchiaio di acqua di cottura.
- Mescolare bene gli ingredienti e servire la pasta integrale con i funghi piccoli e il prezzemolo fresco tritato.

## Consigli per gli acquisti:

Per quanto riguarda la pasta integrale, scegliete una marca che utilizza cereali integrali e non raffinati. In questo modo si ottiene una pasta più ricca di nutrienti e fibre. Per quanto riguarda i funghi, sceglieteli freschi e puliti, preferibilmente di coltivazione biologica per evitare residui di pesticidi.

## Informazioni nutrizionali per porzione

Calorie: 295 kcal

Proteine: 10 g

Grassi: 9 g

Carboidrati: 45 g

Fibra alimentare: 6 g

# PASTA CON POMODORINI E BASILICO

## Ingredienti per 1 porzione

80 g di pasta integrale

6 pomodori ciliegia

1 spicchio d'aglio

5 foglie di basilico fresco

Olio d'oliva

Sale e pepe

## Preparazione:

- Portare una pentola d'acqua salata a e cuocere la pasta secondo le istruzioni della confezione.
- Nel frattempo, lavare e tagliare a metà i pomodorini.
- Scaldare un po' di olio d'oliva e l'aglio tritato in una padella. Aggiungere i pomodorini e cuocere a fuoco medio per 5-7 minuti, finché non si ammorbidiscono e rilasciano il loro succo.
- Salare e pepare, quindi aggiungere le foglie di basilico tritate e mescolare bene.
- Scolare la pasta al dente e aggiungerla alla pentola con il sugo. Saltare la pasta per 1-2 minuti, aggiungendo un po' di acqua di cottura se necessario per amalgamare il tutto.
- Servire caldo e guarnire con qualche foglia di basilico fresco.

## Varianti:

Per i vegani: pasta senza uova.

Per i vegetariani, si può aggiungere formaggio grattugiato a piacere.

Per i celiaci è possibile utilizzare pasta senza glutine.

## Consigli per gli acquisti:

Scegliete pomodori freschi e maturi, di colore rosso intenso e di consistenza soda.

Acquistare pasta integrale di buona qualità, preferibilmente prodotta con farina di grano duro biologica.

## Informazioni nutrizionali per 1 porzione

Calorie: 279 kcal

Proteine: 9,3 g

Grassi: 6,8 g

Carboidrati: 47,6 g

Fibra alimentare: 6,2 g

# SALMONE AL FORNO CON VERDURE

## Ingredienti per 1 porzione

1 filetto di salmone fresco (150-200 g)

150 g di verdure a scelta (es. zucchine, pomodorini, peperoni, cipolle)

1 spicchio d'aglio tritato

1 cucchiaio di olio extravergine di oliva

1 pizzico di sale e pepe

Erbe fresche (ad es. rosmarino, timo, prezzemolo) per guarnire

## Preparazione:

- Preriscaldare il forno a 200°C.
- Lavare le verdure e tagliarle a cubetti o a fette.
- Mettere le verdure in una pirofila e condirle con aglio, olio, sale e pepe. Mescolare bene.
- Disporre il filetto di salmone sopra le verdure.
- Condire il salmone con un po' di olio e un pizzico di sale e pepe.
- Infornare e cuocere per circa 12-15 minuti fino a quando il salmone sarà cotto e le verdure saranno tenere.
- Guarnire con erbe fresche e servire caldo.

## Varianti:

Per una versione senza glutine, utilizzare solo ingredienti senza glutine.

Per una versione senza lattosio, sostituire l'olio extravergine di oliva con olio di cocco o di avocado.

Per una versione vegana o vegetariana, sostituire il salmone con tofu o tempeh.

## Informazioni nutrizionali per porzione

Calorie: 360 kcal

Proteine: 28 g

Grassi: 25 g

Carboidrati: 6 g

Fibra alimentare: 2 g

Questa ricetta facile e veloce è perfetta per un pranzo antinfiammatorio e nutriente. Il salmone è ricco di acidi grassi omega-3 e le verdure forniscono una serie di antiossidanti e vitamine.

# INSALATA DI QUINOA CON VERDURE E NOCI

## Ingredienti per 1 porzione

50 g di quinoa

1/2 peperone rosso

1/2 carota

1/4 di cipolla rossa

1 zucchina piccola

1 manciata di noci

1 cucchiaio di olio d'oliva

1 cucchiaio di aceto di sidro di mele

Sale e pepe a piacere

## Procedura:

- Per prima cosa sciacquare bene la quinoa sotto l'acqua corrente. Portare a ebollizione 150 ml di acqua leggermente salata in una pentola e aggiungere la quinoa. Coprire e cuocere per circa 15 minuti, finché la quinoa non si sarà gonfiata e avrà assorbito tutta l'acqua.
- Nel frattempo, lavare le verdure. Tagliare a dadini i peperoni, le carote, le cipolle rosse e le zucchine.
- Scaldare l'olio d'oliva in una padella e aggiungere le verdure tagliate. Cuocere per circa 5-7 minuti fino a quando le verdure sono morbide ma ancora croccanti. Salare e pepare.
- Tostare le noci in una padella rivestita per 1-2 minuti fino a renderle fragranti.
- In una ciotola, mescolare la quinoa cotta, le verdure arrostite, le noci tostate e l'aceto di sidro di mele. Mescolare bene tutti gli ingredienti.
- Servire l'insalata di quinoa con le verdure e le noci e, se si desidera, guarnire con una foglia di basilico fresco.

## Informazioni nutrizionali per 1 porzione

Calorie: 350 kcal

Proteine: 10 g

Grassi: 20 g

Carboidrati: 33 g

Fibra alimentare: 7 g

Zucchero: 8 g

Sodio: 70 mg

Questa ricetta è un'insalata di quinoa con verdure colorate e noci, perfetta per un pranzo veloce e sano. La quinoa è un cereale ricco di proteine e fibre che può essere cucinato in poco tempo. Le verdure colorate forniscono vitamine e antiossidanti, mentre le noci aggiungono una deliziosa croccantezza.

# PRANZI BASATI SU RICETTE TRADIZIONALI ITALIANE

## CAPONATA DI MELANZANE ANTI-INFIAMMATORIA

### Ingredienti per 4 porzioni:

2 melanzane medie

1 peperone rosso

1 cipolla grande

2 spicchi d'aglio

400 g di pomodori pelati

2 cucchiai di capperi sotto sale

1 manciata di olive nere

2 cucchiai di aceto di mele

1 cucchiaino di miele (per vegani usare sciroppo d'acero)

1 cucchiaino di origano secco

Sale e pepe nero a piacere

1 manciata di basilico fresco

Olio extra vergine d'oliva

### Preparazione:

- Tagliare le melanzane a cubetti e metterle a bagno in acqua salata per circa 30 minuti, poi sciacquare e asciugare.
- In una padella ampia, scaldare l'olio e rosolare la cipolla tritata fino a renderla traslucida. Aggiungere l'aglio tritato e cuocere per un minuto.
- Aggiungere le melanzane e il peperone tagliato a pezzi. Saltare a fuoco medio-alto fino a quando non sono dorati.
- Unire i pomodori pelati, i capperi dissalati, le olive e l'aceto di mele. Ridurre il fuoco e cuocere per circa 20 minuti.
- Aggiungere l'origano, il miele o sciroppo d'acero, sale e pepe. Cuocere per altri 5 minuti.
- Togliere dal fuoco e lasciar riposare a temperatura ambiente. Aggiungere il basilico fresco prima di servire.

### Informazioni nutrizionali (per una porzione):

Calorie: 180 kcal

Proteine: 3 g

Grassi: 10 g

Carboidrati: 22 g

Fibra alimentare: 9g

Vitamina C: 30% del fabbisogno giornaliero

Ferro: 8% del fabbisogno giornaliero

Potassio: 15% del fabbisogno giornaliero

La caponata di melanzane è un piatto che si arricchisce di sapore se lasciato riposare, quindi è perfetto anche il giorno dopo. Le melanzane, i pomodori e gli altri ingredienti hanno proprietà anti-infiammatorie e sono ricchi di antiossidanti.

# MINESTRA DI FARRO ANTI-INFIAMMATORIA

## Ingredienti per 4 porzioni:

200 g di farro perlato

1 carota media

1 gambo di sedano

1 cipolla piccola

2 spicchi d'aglio

400 g di fagioli cannellini precotti o in scatola

1 litro di brodo vegetale

2 cucchiai di pomodori secchi sott'olio

1 rametto di rosmarino

Sale e pepe nero a piacere

Olio extra vergine d'oliva

Peperoncino a piacere (opzionale per un effetto anti-infiammatorio aggiuntivo)

## Preparazione:

- Sciacquare il farro sotto acqua corrente e metterlo in ammollo per circa un'ora.
- Nel frattempo, tritare finemente carota, sedano e cipolla.
- In una pentola capiente, scaldare un filo d'olio e soffriggere il trito di verdure con l'aglio schiacciato finché non diventano morbidi.
- Scolare il farro e aggiungerlo alle verdure soffritte, lasciando tostare per un paio di minuti.
- Aggiungere i pomodori secchi tritati e il rametto di rosmarino.
- Versare il brodo vegetale e portare a ebollizione. Ridurre la fiamma, coprire e lasciare cuocere per circa 30 minuti.
- A fine cottura, unire i fagioli cannellini e lasciare in caldo per far amalgamare i sapori.
- Rimuovere il rametto di rosmarino, aggiustare di sale e pepe, e aggiungere peperoncino se desiderato.
- Servire calda con un filo d'olio extra vergine a crudo.

## Consigli per gli acquisti:

Scegliere farro di buona qualità, meglio se biologico.

Utilizzare un brodo vegetale fatto in casa per ridurre il sodio e gli additivi.

## Informazioni nutrizionali (per una porzione):

Calorie: 350 kcal

Proteine: 18 g

Grassi: 4 g

Carboidrati: 62 g

Fibra alimentare: 14 g

Vitamina A: 20% del fabbisogno giornaliero

Ferro: 25% del fabbisogno giornaliero

Calcio: 10% del fabbisogno giornaliero

# ZUPPA DI LENTICCHIE E SPINACI ANTI-INFIAMMATORIA

## Ingredienti per 4 porzioni:

200 g di lenticchie verdi

200 g di spinaci freschi

1 cipolla media

2 carote

1 gambo di sedano

2 spicchi d'aglio

1 litro di brodo vegetale

1 cucchiaino di curcuma in polvere

1 cucchiaino di cumino in polvere

Sale e pepe nero a piacere

1 cucchiaio di pasta di pomodoro

Olio extra vergine d'oliva

Succo di 1 limone

## Preparazione:

- Sciacquare le lenticchie e metterle a bagno in acqua fredda per almeno un'ora.
- Tritare finemente la cipolla, la carota e il sedano.
- In una pentola grande, scaldare un filo d'olio e soffriggere il trito di verdure con l'aglio fino a quando non diventano morbidi.
- Scolare e risciacquare le lenticchie, poi aggiungerle alla pentola insieme alla curcuma e al cumino.
- Cuocere per 1-2 minuti, poi aggiungere la pasta di pomodoro e mescolare bene.
- Versare il brodo vegetale, portare a ebollizione, poi ridurre la fiamma e lasciare cuocere a fuoco lento per circa 30 minuti, o fino a quando le lenticchie sono tenere.
- Aggiungere gli spinaci e cuocere fino a quando non si appassiscono, circa 3-5 minuti.
- Aggiustare di sale e pepe, e aggiungere il succo di limone prima di servire.

## Informazioni nutrizionali (per una porzione):

Calorie: 300 kcal

Proteine: 18 g

Grassi: 3 g

Carboidrati: 50 g

Fibra alimentare: 15 g

Vitamina A: 80% del fabbisogno giornaliero

Ferro: 35% del fabbisogno giornaliero

Vitamina C: 25% del fabbisogno giornaliero

Le lenticchie sono una grande fonte di proteine e fibre, che possono aiutare a ridurre l'infiammazione e promuovere la salute del cuore. Gli spinaci sono ricchi di antiossidanti e ferro. La curcuma e il cumino sono noti per le loro proprietà anti-infiammatorie e il limone aggiunge una dose di vitamina C e un tocco di freschezza.

# INSALATA DI FARRO CON POMODORI, RUCOLA E TONNO ANTI-INFIAMMATORIA

**Ingredienti per 4 porzioni:**

200 g di farro perlato

150 g di rucola

200 g di pomodorini ciliegia, tagliati a metà

150 g di tonno al naturale in scatola, sgocciolato

1 cetriolo, tagliato a dadini

1 peperone giallo, tagliato a dadini

1 cipolla rossa piccola, affettata finemente

2 cucchiai di semi di zucca

1 cucchiaio di aceto balsamico

3 cucchiai di olio extra vergine d'oliva

1 cucchiaino di curcuma in polvere

Sale e pepe nero a piacere

**Preparazione:**

- Cuocere il farro in abbondante acqua salata seguendo le istruzioni sulla confezione, poi scolarlo e lasciarlo raffreddare.
- In una grande ciotola, combinare il farro raffreddato con la rucola, i pomodorini, il cetriolo, il peperone, la cipolla rossa e il tonno sgocciolato.
- Preparare un'emulsione con olio extra vergine d'oliva, aceto balsamico, curcuma, sale e pepe.
- Versare l'emulsione sull'insalata e mescolare delicatamente per amalgamare tutti gli ingredienti.
- Cospargere con semi di zucca per aggiungere un tocco croccante.

**Varianti per vegani/vegetariani:**

Per una versione vegana, sostituire il tonno con ceci o fagioli bianchi per mantenere il contenuto proteico.

**Informazioni nutrizionali (per una porzione):**

Calorie: circa 350 kcal

Proteine: 15 g

Grassi: 10 g (principalmente grassi monoinsaturi dall'olio d'oliva)

Carboidrati: 45 g

Fibra alimentare: 8 g

Vitamina C: 35% del fabbisogno giornaliero

Ferro: 15% del fabbisogno giornaliero

# ZUPPA TOSCANA CON ORZO E VERDURE ANTI-INFIAMMATORIE

## Ingredienti per 4 porzioni:

200 g di orzo integrale

2 cucchiai di olio d'oliva extravergine

2 spicchi d'aglio, tritati

1 cipolla rossa, tritata

2 carote, tagliate a rondelle

2 gambi di sedano, tritati

2 zucchine, tagliate a mezzelune

400g di pomodori pelati in lattina

1 litro di brodo vegetale

2 manciate di spinaci freschi

1 cucchiaino di curcuma in polvere

Sale e pepe nero a piacere

Basilico fresco, per guarnire

Scaglie di parmigiano reggiano, per servire (opzionale)

## Preparazione:

- In una pentola grande, scaldare l'olio d'oliva e soffriggere aglio e cipolla tritati fino a traslucenza.
- Aggiungere carote e sedano, cuocere per 5 minuti.
- Incorporare zucchine, cuocere per altri 5 minuti.
- Versare i pomodori pelati e il brodo vegetale, portare a ebollizione.
- Aggiungere l'orzo, ridurre il fuoco e lasciar cuocere per 20 minuti o fino a cottura dell'orzo.
- Condire con curcuma, sale e pepe nero.
- Poco prima di spegnere il fuoco, aggiungere gli spinaci e lasciar appassire.
- Servire caldo con basilico e parmigiano.

**Consigli per gli acquisti:** Scegliere ingredienti di stagione, possibilmente biologici e locali. Per un'opzione vegana, omettere il parmigiano o sostituirlo con una versione vegana.

## Informazioni Nutrizionali (per porzione):

Calorie: 320 kcal

Proteine: 10g

Grassi: 10g (di cui saturi: 1.5g)

Carboidrati: 50g

Fibra alimentare: 9g

Vitamina A: 45% del fabbisogno giornaliero

Vitamina C: 30% del fabbisogno giornaliero

Calcio: 10% del fabbisogno giornaliero

Ferro: 15% del fabbisogno giornaliero

# SALMONE ALLA MEDITERRANEA CON QUINOA E ASPARAGI

## Ingredienti per 4 porzioni:

Salmone - 4 filetti (circa 150 g ciascuno)

Quinoa – 170 g (non cotta)

Asparagi - 1 mazzo, puliti e tagliati in pezzi di 3 cm

Olive Kalamata - 1/2 tazza, snocciolate e tagliate a metà

Pomodorini ciliegia - 1 tazza, tagliati a metà

Olio extravergine d'oliva - 3 cucchiai

Succo e scorza di 1 limone

Aglio - 2 spicchi, affettati sottilmente

Rosmarino fresco - 1 rametto

Sale marino integrale e pepe nero - a piacere

## Preparazione:

- Sciacquare bene la quinoa sotto l'acqua fredda, poi cuocerla secondo le istruzioni.
- Preriscaldare il forno a 200°C.
- Disporre i filetti di salmone in una teglia foderata con carta da forno. Cospargere con sale, pepe, aglio e rosmarino. Irrorare con il succo di limone e metà dell'olio d'oliva.
- In una ciotola, mescolare gli asparagi con il rimanente olio, sale e pepe, poi aggiungerli intorno al salmone nella teglia.
- Cuocere in forno per circa 12-15 minuti, o fino a quando il salmone si sfalda facilmente con una forchetta.
- Mentre il salmone e gli asparagi sono in forno, scaldare una padella antiaderente a fuoco medio. Aggiungere i pomodorini e le olive, cuocere fino a quando i pomodorini iniziano a caramellare leggermente.
- Servire il salmone e gli asparagi caldi su un letto di quinoa, guarnendo il piatto con la miscela di pomodorini e olive, e finire con una grattugiata di scorza di limone fresca.

**Consigli per gli acquisti:** Opta per salmone selvaggio per una maggiore concentrazione di acidi grassi omega-3 anti-infiammatori. Cerca quinoa biologica e asparagi freschi di stagione.

## Informazioni Nutrizionali (per porzione):

Calorie: circa 500 kcal

Proteine: 35g

Grassi: 22g (di cui saturi: 3g)

Carboidrati: 40g

Fibra: 5g

Omega-3: circa 2g

Vitamina C: 25% del fabbisogno giornaliero

Vitamina E: 15% del fabbisogno giornaliero

Selenio: 60% del fabbisogno giornaliero

Potassio: 20% del fabbisogno giornaliero

# RISOTTO AI FUNGHI E TIMO CON CREMA DI AVOCADO

## Ingredienti per 4 porzioni:

200 g di riso Arborio o Carnaroli

1 litro di brodo vegetale, tenuto caldo

300 g di funghi misti (come champignon, porcini o shiitake), affettati

1 avocado maturo, schiacciato fino a ottenere una crema

1 cipolla bianca media, tritata finemente

2 spicchi d'aglio, tritati

1/2 bicchiere di vino bianco secco

2 cucchiai di olio extravergine d'oliva

1 manciata di timo fresco, foglie raccolte

Sale marino integrale e pepe nero, a piacere

Succo di 1/2 limone

Scaglie di parmigiano reggiano per servire (opzionale)

## Preparazione:

- In una padella grande, scaldare l'olio extravergine d'oliva e aggiungere la cipolla tritata. Cuocere fino a trasparenza, poi aggiungere l'aglio e cuocere per un altro minuto.
- Aggiungere il riso e tostarlo fino a quando non diventa traslucido.
- Sfumare con il vino bianco e lasciar evaporare l'alcol.
- Aggiungere i funghi e un mestolo di brodo caldo al riso, mescolando fino a che il liquido non viene assorbito. Continuare ad aggiungere il brodo, un mestolo alla volta, fino a quando il riso non è al dente, circa 18 minuti.
- Mentre il risotto cuoce, in una ciotola schiacciare l'avocado con il succo di limone, sale e pepe fino a ottenere una crema liscia.
- Una volta che il riso è cotto, spegnere il fuoco e incorporare delicatamente la crema di avocado e il timo fresco.
- Servire immediatamente, guarnendo con scaglie di parmigiano e un pizzico di pepe nero.

**Consigli per gli acquisti:** Scegli funghi freschi e di stagione per un sapore più intenso e avocado maturi per la crema più ricca e liscia.

## Informazioni Nutrizionali (per porzione):

Calorie: circa 380 kcal

Proteine: 9g

Grassi: 14g (di cui saturi: 2g)

Carboidrati: 54g

Fibra: 6g

Vitamina C: 15% del fabbisogno giornaliero

Ferro: 20% del fabbisogno giornaliero

Potassio: 25% del fabbisogno giornaliero

# INVOLTINI DI MELANZANE ALLA CAPRESE CON SALSA DI POMODORI ARROSTITI E PESTO DI NOCI

## Ingredienti per 4 porzioni:

2 melanzane grandi, tagliate a fette longitudinali di circa 1/2 cm

200 g di mozzarella di bufala, tagliata a fette sottili

2 pomodori grandi, affettati sottilmente

1 mazzetto di basilico fresco

50 g di noci, tostate

2 spicchi d'aglio

400 g di pomodorini ciliegia

60 ml di olio extravergine d'oliva, più altro per spennellare

Sale marino integrale e pepe nero, a piacere

Aceto balsamico, per guarnire (facoltativo)

## Preparazione:

- Preriscaldare il forno a 200°C. Disporre i pomodorini su una teglia, condire con olio, sale e pepe, e arrostire per circa 20 minuti fino a quando non sono caramellati.
- Nel frattempo, grigliare le fette di melanzana su una griglia ben calda finché non sono morbide e leggermente carbonizzate sui bordi.
- Frullare i pomodorini arrostiti con uno spicchio d'aglio e sale fino a ottenere una salsa liscia.
- Per il pesto, frullare le noci tostate, il basilico, l'aglio rimanente, olio, sale e pepe fino a ottenere una consistenza granulosa.
- Su ogni fetta di melanzana, disporre una fetta di mozzarella, una di pomodoro e qualche foglia di basilico. Arrotolare la melanzana per formare un involtino.
- Disporre gli involtini in una teglia, versare sopra la salsa di pomodori arrostiti e infornare per circa 10 minuti, finché la mozzarella non si fonde.
- Servire gli involtini caldi, guarniti con un cucchiaio di pesto di noci e un filo di aceto balsamico.

**Consigli per gli acquisti:** Per la mozzarella di bufala, cerca un prodotto fresco e di qualità. Le noci sono meglio se tostate in casa per esaltarne il sapore.

## Informazioni Nutrizionali (per porzione):

Calorie: circa 450 kcal

Proteine: 18g

Grassi: 35g (di cui saturi: 8g)

Carboidrati: 18g

Fibra: 6g

Vitamina E: 15% del fabbisogno giornaliero

Calcio: 30% del fabbisogno giornaliero

Magnesio: 20% del fabbisogno giornaliero

Questo piatto non solo è visivamente impressionante e delizioso, ma unisce i benefici anti-infiammatori delle noci, ricche di acidi grassi omega-3, con quelli dei pomodori e dell'olio d'oliva!

# BRANZINO IN CROSTA DI SALE CON INSALATA DI FINOCCHI E ARANCE

**Ingredienti per 4 porzioni:**

2 branzini interi, eviscerati e squamati (circa 300-400g ciascuno)

3 kg di sale grosso

2 albumi d'uovo

1 finocchio grande, tagliato a fettine sottili

2 arance, pelate al vivo e tagliate a fette

1 cucchiaio di olio extravergine d'oliva

1 limone, il succo

Un pizzico di pepe nero

Qualche rametto di prezzemolo fresco

Qualche foglia di menta fresca per guarnire (facoltativo)

**Preparazione:**

- Preriscaldate il forno a 200°C.
- In una ciotola grande, mescolare il sale grosso con gli albumi d'uovo fino ad ottenere una consistenza umida e modellabile.
- Disporre un terzo del sale su una teglia, adagiare i branzini sopra e ricoprirli completamente con il resto del sale, pressando bene per formare una crosta.
- Cuocere in forno per 25-30 minuti. La crosta di sale creerà un ambiente che cuoce il pesce delicatamente, preservandone l'umidità.
- Mentre il pesce cuoce, preparare l'insalata mescolando le fette di finocchio e arancia, condire con olio, succo di limone, pepe e prezzemolo tritato.
- Una volta cotto il pesce, rompere la crosta di sale, rimuovere la pelle e servire il branzino con l'insalata di finocchio e arance.
- Guarnire con foglie di menta fresca per un tocco di freschezza.

**Consigli per gli acquisti:** Cerca di acquistare branzino pescato in modo sostenibile e, se possibile, di stagione. I finocchi e le arance dovrebbero essere freschi e croccanti, preferibilmente biologici.

**Informazioni Nutrizionali (per porzione):**

Calorie: circa 350 kcal

Proteine: 44g

Grassi: 9g (di cui saturi: 2g)

Carboidrati: 15g

Fibra: 4g

Vitamina C: 50% del fabbisogno giornaliero

Vitamina A: 20% del fabbisogno giornaliero

Omega-3: circa 1g

# CENE

## ZUPPA DI ZUCCA E LENTICCHIE ROSSE

### Ingredienti per 1 porzione

100 g di zucca tagliata a cubetti

50 g di lenticchie rosse secche

1/2 cipolla, tagliata finemente

1 spicchio d'aglio, tritato finemente

1 cucchiaino di olio extravergine di oliva

1/2 cucchiaino di curcuma in polvere

1/2 cucchiaino di cumino in polvere

1 pizzico di pepe di Caienna

250 ml di brodo vegetale

Sale fino a piacere

Prezzemolo fresco tritato per guarnire

### Preparazione:

- In una casseruola media, scaldare l'olio extravergine di oliva a fuoco medio. Aggiungere la cipolla e l'aglio tritati e farli soffriggere per qualche minuto, mescolando di tanto in tanto.
- Aggiungere i cubetti di zucca, la curcuma, il cumino e il pepe di Caienna. Continuare a cuocere per 5 minuti, mescolando di tanto in tanto.
- Aggiungere le lenticchie rosse secche e il brodo vegetale. Portare a ebollizione, quindi ridurre la fiamma e cuocere a fuoco lento per circa 20-25 minuti, finché le lenticchie non saranno morbide.
- Ridurre la zuppa in purea con un frullatore a immersione fino a ottenere un composto omogeneo. Regolare il sale se necessario.
- Servire la zuppa calda e cosparsa di prezzemolo fresco tritato.

### Varianti per vegani e vegetariani:

Per una versione vegana, utilizzare un brodo vegetale fatto in casa o acquistato in negozio senza glutammato.

### Informazioni nutrizionali per una porzione:

Calorie: 250 kcal

Grassi: 4 g

Fibra: 11 g

Proteine: 13 g

Carboidrati: 39 g

Questa zuppa antinfiammatoria è una cena perfetta, ricca di nutrienti e facile da preparare. La zucca e le lenticchie rosse sono entrambe ottime fonti di fibre, vitamine e minerali e possono contribuire a ridurre l'infiammazione dell'organismo.

# INSALATA DI BROCCOLI

## Ingredienti per 1 porzione

70 g di broccoli freschi, tagliati in piccoli pezzi

1/2 avocado maturo, tagliato a cubetti

35 g di semi di girasole

1 cucchiaio di succo di limone

1 cucchiaio di olio extravergine di oliva

Sale e pepe nero macinato fresco a piacere.

## Istruzioni:

- Per prima cosa preparare i broccoli tagliandoli a pezzetti.
- Tostare i semi di girasole in una padella antiaderente a fuoco medio per circa 2-3 minuti, finché non saranno dorati.
- In una ciotola, mescolare i broccoli, l'avocado e i semi di girasole tostati.
- In una piccola ciotola, mescolare il succo di limone, l'olio extravergine di oliva, il sale e il pepe nero macinato al momento.
- Versare il condimento sulla ciotola con i broccoli e mescolare bene.
- Servite l'insalata di broccoli antinfiammatoria come contorno o piatto principale.

## Informazioni nutrizionali per una porzione:

Calorie: 320 kcal

Grassi: 28 g

Carboidrati: 15 g

Fibra alimentare: 10 g

Proteine: 8 g

Questa insalata di broccoli antinfiammatoria è perfetta per una cena leggera e sana. I broccoli sono ricchi di sostanze nutritive benefiche per la salute, tra cui le vitamine C e K, e hanno proprietà antinfiammatorie. In questa ricetta, i broccoli sono combinati con altri ingredienti sani come i semi di girasole e l'avocado per creare un piatto nutriente e gustoso.

# SALMONE ALLA GRIGLIA CON VERDURE

## Ingredienti per 1 porzione

1 filetto di salmone fresco

1/2 zucchina

1/2 peperone rosso

1/2 cipolla rossa

1 spicchio d'aglio

1 cucchiaio di olio extravergine di oliva

Succo di 1/2 limone

Sale e pepe nero macinato al momento

Prezzemolo fresco tritato (facoltativo)

## Preparazione:

- Accendere la griglia a fuoco medio-alto.
- Lavare e asciugare le verdure. Tagliare le zucchine ad anelli sottili, i peperoni a strisce e la cipolla a fette.
- In una ciotola, mescolare le verdure con 1 cucchiaio di olio extravergine di oliva, sale e pepe nero macinato al momento.
- Quando la griglia è calda, posizionare il filetto di salmone con la pelle rivolta verso il basso e cuocere per 3-4 minuti.
- Mettere le verdure sulla griglia e cuocere insieme al salmone per altri 4-5 minuti, girando spesso.
- Aggiungere l'aglio tritato alle verdure e mescolare per un minuto.
- Spremere il succo di limone sul salmone e sulle verdure e spegnere il grill.
- Servite il salmone e le verdure tiepidi e guarnite con prezzemolo fresco tritato (facoltativo).

## Varianti per vegani e vegetariani:

Questa ricetta può essere adattata ai vegetariani sostituendo il salmone con tofu o tempeh alla griglia. Per i vegani, invece, si possono utilizzare solo verdure, aumentando la quantità di zucchine e peperoni e aggiungendo patate dolci o funghi grigliati per aumentare la sostanza.

## Informazioni nutrizionali (per porzione)

Calorie: 380 kcal

Proteine: 32 g

Grassi: 25 g

Carboidrati: 10 g

Fibra alimentare: 2 g

Zucchero: 5 g

Sodio: 100 mg

# FUNGHI RIPIENI CON QUINOA E VERDURE

## Ingredienti per 1 porzione

2 funghi portobello grandi

50 g di quinoa cotta

30 g di verdure a scelta (peperoni, zucchine, carote)

1 cucchiaio di olio d'oliva

1 spicchio d'aglio tritato

1 cucchiaino di curcuma in polvere

Sale e pepe a piacere

## Servire:

Foglie di prezzemolo fresco tritate

Mandorle in fiocchi

## Istruzioni:

- Preriscaldare il forno a 180°C.
- Pulire accuratamente i funghi portobello con un panno umido e rimuovere i gambi.
- In una padella, scaldare l'olio d'oliva a fuoco medio e aggiungere l'aglio tritato e le verdure tagliate a cubetti. Cuocere per circa 5 minuti fino a quando le verdure saranno morbide.
- Aggiungere la quinoa cotta e la curcuma alla padella con le verdure e mescolare bene. Se necessario, aggiustare di sale e pepe.
- Riempire i funghi portobello con il composto di quinoa e verdure, facendo attenzione a non riempirli troppo.
- Disporre i funghi ripieni su una teglia rivestita di carta da forno e infornare per circa 15-20 minuti, finché i funghi non saranno morbidi e dorati.
- Servite i funghi ripieni ben caldi e guarniteli con foglie di prezzemolo fresco tritato e mandorle scagliate.

Informazioni nutrizionali per porzione

Calorie: 226 kcal

Proteine: 7 g

Grassi: 12 g

Carboidrati: 22 g

Fibra alimentare: 6 g

Questa ricetta di funghi ripieni con quinoa e verdure è una buona scelta per una cena antinfiammatoria. I funghi sono una fonte di antiossidanti, mentre la quinoa fornisce proteine e fibre. Inoltre, questa ricetta è adatta sia ai vegani che ai vegetariani.

# INSALATA DI CAVOLO ROSSO CON NOCI E MIRTILLI ROSSI

## Ingredienti per 1 porzione

1/2 cavolo rosso piccolo, tagliato a fettine sottili

25 g di noci, tostate e tritate grossolanamente

30 g di mirtilli rossi freschi o secchi

1 cucchiaio di olio extravergine di oliva

1 cucchiaio di aceto di sidro di mele

Sale e pepe nero macinato fresco a piacere.

## Preparazione:

- Per prima cosa tagliare il cavolo rosso a metà e rimuovere il gambo.
- Tagliare il cavolo rosso a fette sottili e metterlo in una ciotola.
- Aggiungere le noci tostate e tritate grossolanamente e i mirtilli rossi freschi o secchi.
- In una ciotolina a parte, emulsionare l'olio extravergine d'oliva con l'aceto di sidro di mele e un pizzico di sale e pepe nero macinato al momento.
- Versare l'emulsione nella ciotola con l'insalata e mescolare bene.
- Lasciare riposare per circa 10 minuti in modo che gli ingredienti si insaporiscano.

## Varianti:

I celiaci devono assicurarsi che le noci e i mirtilli secchi non contengano glutine e controllare che gli ingredienti utilizzati per l'emulsione non ne contengano tracce.

## Consigli per gli acquisti:

Scegliere un cavolo rosso sodo e pesante, con foglie croccanti e non rovinate. Le noci possono essere acquistate intere o già tostate, preferibilmente biologiche. I mirtilli rossi freschi devono essere sodi e non presentare ammaccature o macchie. Se si usano mirtilli rossi secchi, scegliere quelli senza zuccheri aggiunti.

## Informazioni nutrizionali per porzione

Calorie: 300 kcal

Proteine: 5 g

Grassi: 25 g (di cui acidi grassi saturi 2 g)

Carboidrati: 20 g (di cui 12 g di zucchero)

Fibra alimentare: 6 g

Sodio: 30 mg

# INSALATA DI CAROTE, ARANCE E ZENZERO

## Ingredienti per 1 porzione

2 carote medie

1 Arancione

1 cucchiaio di zenzero fresco grattugiato

1 cucchiaio di olio d'oliva

1 cucchiaio di aceto di sidro di mele

Sale e pepe a piacere

## Preparazione:

- Pelare le carote e tagliarle a julienne sottili con un pelapatate o una mandolina.
- Sbucciare l'arancia, togliere la buccia bianca e tagliarla a spicchi.
- In una ciotola, mescolare l'olio d'oliva, l'aceto di sidro di mele e lo zenzero grattugiato.
- Aggiungere le carote e gli spicchi d'arancia alla ciotola e mescolare bene per distribuire la vinaigrette in modo uniforme.
- Condire a piacere con sale e pepe.

## Consigli per gli acquisti:

Scegliete carote fresche di buona qualità, preferibilmente biologiche. Le arance devono essere succose e dolci, mentre lo zenzero fresco deve avere una buccia liscia e una consistenza compatta.

## Informazioni nutrizionali per porzione

Calorie: 185 kcal

Proteine: 2 g

Grassi: 9 g

Carboidrati: 27 g

Fibra alimentare: 7 g

Zucchero: 16 g

Sodio: 256 mg

Questa insalata di carote, arance e zenzero è un'ottima scelta per una cena antinfiammatoria, poiché contiene ingredienti ricchi di antiossidanti e proprietà antinfiammatorie. Le carote contengono carotenoidi come il betacarotene, che aiutano a ridurre l'infiammazione, mentre le arance sono ricche di vitamina C, un potente antiossidante. Anche lo zenzero fresco contiene gingeroli e shogaoli, che hanno proprietà antinfiammatorie e antiossidanti. Questa insalata è anche molto leggera e fresca, perfetta per la stagione primaverile.

# INSALATA DI SEMI, MIRTILLI E VERDURE

## Ingredienti per 1 porzione

150 g di verdure miste tagliate a dadini (ad es. lattuga, rucola, carote, peperoni, cetrioli)

40 g di semi misti (ad es. semi di zucca, semi di girasole, semi di lino)

30 g di mirtilli freschi

1 cucchiaio di olio extravergine di oliva

1 cucchiaino di aceto di sidro di mele

Sale e pepe a piacere

## Preparazione:

- Per prima cosa preparare le verdure: Lavare le verdure miste scelte e tagliarle a cubetti. Mettetele in una ciotola e mettetele da parte.
- Tostare i semi in una padella: In una padella antiaderente, tostare i semi misti per 3-4 minuti a fuoco medio, mescolando spesso fino a quando non saranno dorati. Aggiungere i semi alla ciotola con le verdure.
- Preparare la vinaigrette: In una piccola ciotola, unire l'olio extravergine d'oliva, l'aceto di sidro di mele, il sale e il pepe. Mescolare bene.
- Aggiungere i mirtilli: Lavare i frutti di bosco B e aggiungerli alla ciotola con le verdure e i semi.
- Aggiungere la vinaigrette: Versare la vinaigrette nella ciotola con le verdure, i semi e i mirtilli. Mescolare bene.
- Servire l'insalata: Trasferire l'insalata su un piatto da portata e servire immediatamente.

## Varianti:

Per una versione vegana, sostituire il miele con lo sciroppo d'acero nella vinaigrette.

Per una versione senza glutine, utilizzare semi e mirtilli certificati senza glutine.

Potete sostituire i semi e i mirtilli con altra frutta secca o frutti di bosco a vostra scelta.

## Informazioni nutrizionali (per una porzione):

Calorie: 290 kcal

Carboidrati: 24 g

Sodio: 130 mg

Proteine: 7 g

Fibra alimentare: 8 g

Grassi: 20 g

Zucchero: 10 g

Questa insalata colorata e gustosa è ricca di antiossidanti grazie ai mirtilli freschi e ai semi ed è perfetta per una cena antinfiammatoria. Potete variare la ricetta con le verdure di stagione che preferite.

# SALMONE AL FORNO CON INSALATA DI AVOCADO E ARANCIA

## Ingredienti per 1 porzione

1 filetto di salmone (150 g)

1 avocado maturo

1 Arancione

50 g di spinaci freschi

1 spicchio d'aglio

1 cucchiaino di zenzero fresco grattugiato

1 cucchiaino di paprika

1 cucchiaino di cumino

1 cucchiaio di olio extravergine di oliva

Sale e pepe nero a piacere

## Procedura:

- Prendere il filetto di salmone e sciacquarlo sotto l'acqua corrente. Asciugarlo con carta da cucina per asciugarlo bene. Disporre quindi il filetto su una teglia rivestita di carta da forno.
- In una piccola ciotola, mescolare paprika, cumino, sale e pepe. Distribuire la miscela di spezie sul filetto di salmone.
- Cuocere il salmone in forno preriscaldato a 200°C per 12-15 minuti.
- Nel frattempo, preparare l'insalata. Sbucciare l'avocado e tagliarlo a cubetti. Sbucciare anche l'arancia e tagliarla a pezzetti.
- In una padella antiaderente, soffriggere lo spicchio d'aglio tritato finemente insieme allo zenzero fresco grattugiato per qualche minuto. Aggiungere gli spinaci freschi e farli saltare per 2-3 minuti, finché non saranno appassiti.
- In una ciotola, mescolare gli spinaci appassiti con l'avocado tagliato a cubetti e l'arancia a pezzetti. Condire con il succo di mezza arancia, un pizzico di sale e un cucchiaio di olio extravergine d'oliva.
- Scolare il salmone e servirlo con l'insalata di avocado e arance.

## Varianti:

Vegani: sostituire il salmone con il tofu o con un'alternativa proteica di origine vegetale.

Celiachia: assicurarsi che gli ingredienti utilizzati siano privi di glutine. Se necessario, sostituire il salmone con un'altra proteina senza glutine, come il pollo o il tacchino.

## Informazioni nutrizionali per 1 porzione

Calorie: 531 kcal

Proteine: 36 g

Grassi: 38 g

Carboidrati: 19 g

Fibra alimentare: 13 g

# POLLO CON SALSA ALL'ANANAS

## Ingredienti per 1 porzione

1 petto di pollo

1 fetta di ananas fresco o sciroppato

1 cucchiaio di olio di cocco

1 spicchio d'aglio

1/2 cipolla rossa

1/2 peperone rosso

1/2 peperoncino

1/2 cucchiaino di zenzero fresco grattugiato

1/2 cucchiaino di curcuma in polvere

1/2 cucchiaino di cumino in polvere

Sale e pepe a piacere

50 ml di brodo vegetale

Prezzemolo tritato per la decorazione

## Preparazione:

- Per prima cosa, tagliare il petto di pollo a cubetti e condirlo con sale, pepe, curcuma e cumino. Scaldare l'olio di cocco in una padella rivestita e aggiungere il pollo. Friggere per circa 5-7 minuti fino a doratura.
- Aggiungere la cipolla tagliata a fettine sottili, l'aglio tritato, il peperoncino e il peperone tagliato a cubetti. Cuocere per altri 5 minuti fino a quando le verdure saranno morbide.
- Aggiungere i cubetti di ananas, il brodo vegetale e lo zenzero grattugiato e cuocere per altri 5 minuti.
- Infine, guarnire con prezzemolo tritato e servire caldo.

## Varianti:

Varianti per vegani: sostituire il petto di pollo con tofu o tempeh.

Varianti per i vegetariani: è possibile aggiungere funghi o quinoa per arricchire la preparazione.

## Informazioni nutrizionali (per porzione)

Calorie: 367 kcal

Carboidrati: 22 g

Sodio: 682 mg

Proteine: 34 g

Fibra alimentare: 4 g

Grassi: 17 g

Zucchero: 14 g

Questo piatto di pollo con salsa all'ananas è ricco di proteine, vitamine e minerali grazie all'ananas fresco, ai peperoni e alle cipolle. Inoltre, l'aggiunta di spezie come curcuma, zenzero e cumino ha un effetto antinfiammatorio, rendendo questo piatto particolarmente salutare.

## MELANZANE RIPIENE DI QUINOA E VERDURE CON SALSA AL PREZZEMOLO

### Ingredienti per 1 porzione

1 melanzana

40 g di quinoa

75 g di verdure miste tagliate a dadini (es. zucchine, peperoni, carote)

1/2 spicchio d'aglio, tritato

1 cucchiaio di olio d'oliva

Sale e pepe a piacere

1 cucchiaio di prezzemolo tritato

1 cucchiaio di yogurt greco

1/2 limone

### Procedura:

- Preriscaldare il forno a 180°C.
- Tagliare le melanzane a metà nel senso della lunghezza e prelevare la polpa con un cucchiaio.
- Cuocere la quinoa in acqua bollente salata secondo le istruzioni riportate sulla confezione.
- In una padella, scaldare l'olio d'oliva e l'aglio a fuoco medio-alto. Aggiungere le verdure e cuocere per 5-7 minuti, finché non saranno tenere ma non troppo morbide. Aggiungere la polpa di melanzana e cuocere per altri 3-5 minuti.
- Aggiungere la quinoa cotta alle verdure e mescolare bene. Salare e pepare.
- Riempire le melanzane con il composto di quinoa e verdure. Disporre le melanzane su una teglia rivestita di carta da forno e infornare per circa 25-30 minuti, finché le melanzane non saranno morbide.
- Mentre le melanzane cuociono, preparare la salsa al prezzemolo. Mescolare in una ciotola il prezzemolo tritato, lo yogurt greco e il succo di limone. Aggiustare di sale e pepe.
- Servire le melanzane ripiene calde con la salsa al prezzemolo.

### Varianti:

Variante per vegani: sostituire lo yogurt greco con yogurt di soia o di cocco.

Variante per i vegetariani: aggiungere formaggio grattugiato sulle melanzane prima di infornarle.

### Informazioni nutrizionali per porzione

Calorie: 410 kcal

Proteine: 14 g

Grassi: 17 g

Carboidrati: 58 g

Fibra alimentare: 17 g

# INSALATA DI TEMPEH E OLIVE

## Ingredienti per 1 porzione

100 g di tempeh

50 g di olive nere

1 pomodoro

1/2 cetriolo

1/4 di cipolla rossa

1 cucchiaio di olio extravergine di oliva

1 cucchiaino di aceto di sidro di mele

Sale e pepe a piacere

## Preparazione:

- Per prima cosa, tagliate il tempeh a cubetti e friggeteli in una padella con un po' di olio d'oliva fino a doratura.
- Nel frattempo, lavare e tagliare a cubetti il pomodoro e il cetriolo.
- Tagliare la cipolla rossa a fette sottili.
- Una volta cotto il tempeh, lasciarlo raffreddare e poi mescolarlo con il resto degli ingredienti in una ciotola.
- Aggiungere le olive nere e condire con olio d'oliva, aceto di sidro di mele, sale e pepe.

## Varianti:

Per una versione vegana, si può sostituire l'aceto di sidro di mele con il succo di limone e aggiungere qualche foglia di basilico fresco per un tocco di freschezza.

Per una versione vegetariana, si può aggiungere formaggio cremoso a cubetti o feta sbriciolata.

Se volete un'opzione senza glutine, assicuratevi che il tempeh sia certificato senza glutine.

## Consigli per gli acquisti:

Per il tempeh, si consiglia di scegliere un prodotto biologico e privo di OGM. Per le olive, si possono usare olive nere o verdi, ma si consiglia di scegliere olive di qualità in salamoia o snocciolate.

## Informazioni nutrizionali per una porzione:

Calorie: 292 kcal

Fibra alimentare: 6 g

Grassi: 17 g

Carboidrati: 18 g

Proteine: 16 g

# INSALATA DI QUINOA CON VERDURE, KEFIR E SEMI DI GIRASOLE

## Ingredienti per 1 porzione

85 g di quinoa

240 ml di acqua

1/2 cetriolo

1 pomodoro ciliegia

1/2 peperone rosso

2 cucchiai di semi di girasole

1 cucchiaio di olio extravergine di oliva

1 cucchiaio di succo di limone

120 g di kefir

Sale e pepe a piacere

## Preparazione:

- Sciacquare bene i fagioli sotto l'acqua corrente, quindi metterli in una pentola con acqua e portare a ebollizione. Ridurre la fiamma, coprire e cuocere per circa 15-20 minuti, finché i fagioli non saranno morbidi.
- Eliminare l'acqua in eccesso e lasciare raffreddare.
- Tagliare a dadini il cetriolo, il pomodoro ciliegino e il peperone. In una padella asciutta, tostare i semi di girasole per qualche minuto fino a leggera doratura.
- In una ciotola, preparare la vinaigrette mescolando olio extravergine di oliva, succo di limone, sale e pepe.
- Unire la quinoa, le verdure tritate, i semi di girasole tostati e la vinaigrette nella ciotola e mescolare delicatamente. Aggiungere il kefir e mescolare di nuovo.
- Disporre l'insalata di quinoa con le verdure, il kefir e i semi di girasole in una ciotola o in un piatto e guarnire con alcune foglie di prezzemolo fresco.

## Varianti:

I vegani possono sostituire il kefir con latte di cocco o yogurt di soia.

Per i vegetariani, si possono aggiungere cubetti di feta o di mozzarella.

## Informazioni nutrizionali per porzione

Calorie: 440 kcal

Grassi: 23 g

Carboidrati: 47 g

Proteine: 16 g

Fibra alimentare: 8 g

# INSALATA DI SARDINE, AVOCADO E QUINOA

## Ingredienti per 1 porzione

1 scatola di sardine in olio d'oliva

1/2 avocado maturo

30 g di quinoa cotta

35 g di ceci cotti

1 carota piccola

1/4 di cipolla rossa

Succo di mezzo limone

1 cucchiaio di olio d'oliva

Sale e pepe nero macinato al momento

Foglie di prezzemolo fresco

## Procedura:

- Per prima cosa lavare bene la quinoa e cuocerla in acqua salata secondo le istruzioni riportate sulla confezione. Quindi scolarla e lasciarla raffreddare a temperatura ambiente.
- Versare l'olio dalle sardine e metterlo da parte.
- Sbucciare l'avocado, rimuovere il nocciolo e tagliare la polpa a cubetti.
- Pelare e grattugiare la carota, tritare finemente la cipolla rossa e preparare le foglie di prezzemolo.
- Mescolare in una ciotola la quinoa, i ceci, l'avocado, la carota e la cipolla rossa.
- Aggiungere il succo di limone, l'olio d'oliva, il sale e il pepe e mescolare bene.
- Aggiungere le sardine e mescolare con cura in modo che non si rompano.
- Disporre l'insalata su un piatto e guarnire con foglie di prezzemolo.

## Varianti:

I vegani e i vegetariani possono sostituire le sardine con tofu marinato o cubetti di tempeh.

Per un sapore più deciso si può aggiungere un peperoncino rosso fresco tritato.

## Informazioni nutrizionali per 1 porzione

Calorie: 475 kcal

Proteine: 26 g

Grassi: 29 g

Carboidrati: 31 g

Fibra alimentare: 13 g

Zucchero: 5 g

Sodio: 554 mg

Questa ricetta antinfiammatoria è un'insalata gustosa e nutriente a base di sardine, avocado e quinoa. Le sardine sono un'ottima fonte di acidi grassi omega-3, che possono contribuire a ridurre l'infiammazione nell'organismo, mentre l'avocado e la quinoa forniscono fibre, vitamine e minerali importanti per una dieta equilibrata.

# ZUPPA DI CRAUTI E ROSMARINO

**Ingredienti per 1 porzione**

100 g di crauti freschi

1 spicchio d'aglio

1 rametto di rosmarino fresco

1 cucchiaio di olio d'oliva

250 ml di brodo vegetale

Sale e pepe nero a piacere

**La zuppa si prepara con i seguenti semplici passaggi:**

- Per prima cosa pulire i crauti freschi e tagliarli a fette sottili. Tritare finemente lo spicchio d'aglio e togliere le foglie di rosmarino dal rametto.
- In una pentola grande, scaldare l'olio d'oliva a fuoco medio-alto. Aggiungere l'aglio e farlo soffriggere per 1-2 minuti fino a quando non sarà leggermente dorato.
- Aggiungere i crauti e il rosmarino alla padella e mescolare bene. Cuocere per 5-7 minuti finché i crauti non saranno leggermente appassiti.
- Versare il brodo vegetale nella pentola e portare a ebollizione. Ridurre la fiamma e cuocere a fuoco lento per circa 20-25 minuti, fino a quando i crauti saranno morbidi e la zuppa avrà raggiunto la consistenza desiderata.
- A questo punto condite con sale e pepe nero. Si può anche aggiungere un po' di aceto di sidro di mele per un gusto leggermente agrodolce.

**Varianti:**

Per una versione vegana, sostituire il brodo vegetale con un brodo vegetale fatto in casa senza carne o pesce.

Per una versione senza glutine, assicurarsi che il brodo vegetale e gli altri ingredienti siano certificati senza glutine.

**Informazioni nutrizionali per 1 porzione**

Calorie: 120 kcal

Proteine: 3 g

Grassi: 5 g

Carboidrati: 16 g

Fibra alimentare: 5 g

# ZUPPA DI PATATE E CHIODI DI GAROFANO

## Ingredienti per 4 porzioni:

4 patate grandi

1 cipolla

2 spicchi d'aglio

480 ml di brodo vegetale

240 ml di latte vegetale (ad es. latte di mandorla o di soia)

1 cucchiaino di chiodi di garofano

Olio d'oliva

Sale e pepe nero

Prezzemolo fresco per guarnire

## Preparazione:

- Sbucciare le patate e tagliarle a cubetti di circa 2 cm.
- Sbucciare e tritare finemente la cipolla e l'aglio.
- Scaldare un cucchiaio di olio d'oliva in una pentola capiente e aggiungere la cipolla e l'aglio tritati. Soffriggere per qualche minuto finché le verdure non saranno appassite.
- Aggiungere le patate tagliate a cubetti, i chiodi di garofano e il brodo vegetale. Mescolare e portare a ebollizione.
- Abbassare la fiamma e cuocere per circa 20 minuti, finché le patate non saranno morbide.
- Togliere la pentola dal fornello e rimuovere i chiodi di garofano. Aggiungere il latte vegetale e frullare la zuppa fino a renderla omogenea.
- Condire con sale e pepe nero.
- Servire la zuppa calda e guarnire con prezzemolo fresco tritato.

## Varianti:

Variante vegana: sostituire il latte vegetale con panna di soia o latte di cocco.

## Informazioni nutrizionali per porzione

Calorie: 174 kcal

Proteine: 5 g

Grassi: 4 g

Carboidrati: 32 g

Fibra alimentare: 4 g

Questa calda e accogliente zuppa di patate e chiodi di garofano è perfetta per una cena antinfiammatoria. I chiodi di garofano hanno proprietà antinfiammatorie e antiossidanti, mentre le patate forniscono carboidrati e vitamine.

# RISO ROSSO E CURCUMA CON VERDURE GRIGLIATE

## Ingredienti per 1 porzione

50 g di riso rosso

1/4 di cucchiaino di curcuma

120 ml di acqua

1/2 peperone rosso

1/2 zucchina

1/4 di cipolla rossa

1 cucchiaio di olio d'oliva

Sale e pepe nero macinato al momento

Prezzemolo fresco tritato (facoltativo)

## Istruzioni:

- Sciacquare il riso rosso sotto l'acqua corrente e scolarlo.
- Mettere il riso rosso, la curcuma e l'acqua in una casseruola e mescolare bene. Portare a ebollizione a fuoco medio-alto, quindi ridurre la fiamma al minimo e mettere un coperchio. Cuocere per circa 20-25 minuti fino a quando il riso è morbido e l'acqua è stata assorbita. Spegnere il fuoco e lasciare riposare il riso per qualche minuto.
- Nel frattempo, lavare le verdure e tagliarle a fette sottili.
- Scaldare una griglia o una padella antiaderente a fuoco medio-alto. Spalmare le verdure con olio d'oliva e grigliare per 3-4 minuti per lato, finché le verdure non sono morbide e leggermente dorate. Salare e pepare a piacere.
- Mettere il riso rosso in una ciotola e disporvi sopra le verdure grigliate. Guarnire con prezzemolo fresco tritato (se si desidera) e servire caldo.

## Informazioni nutrizionali per 1 porzione

Calorie: 274 kcal

Grassi: 11,4 g

Carboidrati: 36,4 g

Proteine: 6,1 g

Fibra alimentare: 5,5 g

Il riso rosso e la curcuma sono due ingredienti antinfiammatori che possono contribuire a ridurre il rischio di infiammazione cronica e di malattie cardiache. Questa ricetta deliziosa e facile da preparare diventa una cena sana e gustosa con le verdure grigliate.

# TEMPAH AL CURRY CON VERDURE

**Ingredienti per 1 porzione**

100 g di tempah

50 g di riso basmati

1/2 cipolla

1/2 peperone rosso

1/2 carota

1/2 zucchina

1 spicchio d'aglio

1/2 cucchiaino di curcuma in polvere

1/2 cucchiaino di cumino in polvere

1/2 cucchiaino di coriandolo in polvere

1/2 cucchiaino di zenzero in polvere

1/2 cucchiaino di paprika in polvere

1/2 cucchiaino di peperoncino in polvere

1/2 tazza di brodo vegetale

Olio extravergine di oliva

Sale e pepe a piacere

Prezzemolo fresco

**Procedura:**

- Tagliare la tempura a dadini e metterla in una ciotola con acqua calda per 10 minuti.
- Nel frattempo, cuocere il riso basmati in acqua bollente salata per circa 15 minuti, finché non sarà al dente.
- Tagliare a dadini la cipolla, il peperone, la carota e la zucchina. Tritare l'aglio.
- In una padella antiaderente, soffriggere la cipolla e l'aglio con un po' di olio extravergine d'oliva. Aggiungere le verdure e cuocere a fuoco medio per circa 10 minuti fino a quando non saranno morbide.
- Aggiungere tutte le spezie (curcuma, cumino, coriandolo, zenzero, paprika e peperoncino) alle verdure arrostite e mescolare bene.
- Aggiungere il tempah scolato e il brodo vegetale e cuocere per altri 10-15 minuti fino a quando il liquido sarà assorbito e il tempah sarà morbido.
- Condire a piacere con sale e pepe.
- Servire il tempah al curry con verdure e riso basmati. Guarnire con prezzemolo fresco tritato.

**Varianti:**

È possibile sostituire il tempah con tofu o seitan per un'opzione proteica.

**Informazioni nutrizionali per 1 porzione**

Calorie: 455 kcal

Proteine: 16 g

Grassi: 17 g

Carboidrati: 61 g

Fibra alimentare: 10 g

# INSALATA DI KEFIR CON CECI E VERDURE

## Ingredienti per 1 porzione

100 g di kefir

50 g di ceci cotti

1 carota

1/2 peperone rosso

1/2 cetriolo

1 cucchiaio di semi di girasole

1 cucchiaio di olio d'oliva

Succo di 1/2 limone

Sale e pepe a piacere

## Preparazione:

- Tagliare la carota e il peperone a cubetti e il cetriolo a fette sottili.
- Tostare i semi di girasole in una padella antiaderente per 2-3 minuti a fuoco medio, mescolando spesso.
- In una ciotola, mescolare il kefir con il succo di limone, l'olio d'oliva, il sale e il pepe.
- Aggiungere le verdure alla ciotola con il kefir e mescolare bene.
- Aggiungere i ceci e mescolare delicatamente.
- Cospargere la superficie dell'insalata con i semi di girasole tostati.

## Varianti:

I vegani possono sostituire il kefir con latte di cocco o di mandorla.

## Consigli per gli acquisti:

Acquistate kefir fresco e di alta qualità. Scegliete ceci cucinati in casa o ceci in scatola senza conservanti. Scegliete verdure fresche e di stagione.

## Informazioni nutrizionali per porzione

Calorie: 350 kcal

Proteine: 17 g

Grassi: 17 g

Carboidrati: 33 g

Fibra alimentare: 10 g

Vitamina A: 127% della dose giornaliera raccomandata (RDA)

Vitamina C: 118% della RDA

Calcio: 28% della RDA

Ferro: 22% della RDA

L'insalata di kefir con ceci e verdure è una buona opzione per una cena antinfiammatoria grazie ai suoi ingredienti nutrienti e antiossidanti. Il kefir è ricco di probiotici, benefici per la salute dell'intestino, e ha proprietà antinfiammatorie. I ceci sono una buona fonte di proteine vegetali, fibre, ferro e vitamine del gruppo B.

# INSALATA DI SARDINE CON AVOCADO E ZENZERO

## Ingredienti per 1 porzione

80 g di sardine fresche o in scatola

1 avocado maturo

1/2 limone

1/2 cucchiaino di zenzero fresco grattugiato

1 cucchiaio di olio d'oliva

Sale e pepe nero a piacere

Insalata mista a scelta

## Preparazione:

- Togliere le sardine dalla scatola e scolare l'olio (se si usano sardine fresche, pulirle e togliere la testa e le interiora).
- Dimezzare l'avocado, togliere il nocciolo e tagliare la polpa a cubetti. Spremere il succo di mezzo limone sull'avocado in modo che non diventi nero.
- Disporre l'insalata mista su un piatto e adagiarvi sopra le sardine e l'avocado.
- In una piccola ciotola, mescolare l'olio d'oliva, il succo del mezzo limone rimanente, lo zenzero grattugiato, il sale e il pepe.
- Servire l'insalata con il condimento appena preparato.

## Varianti per vegani e vegetariani:

Per una versione vegana, è possibile sostituire le sardine con ceci o fagioli bianchi. Per una versione vegetariana, si possono aggiungere anche cubetti di mozzarella o di formaggio di capra.

## Varianti per celiaci:

Questa ricetta è naturalmente priva di glutine e adatta ai celiaci. Tuttavia, controllate sempre l'etichetta delle sardine in scatola per verificare che non contengano glutine o tracce di esso.

## Consigli per gli acquisti:

Optate per sardine fresche di alta qualità o per sardine in scatola confezionate in olio extravergine di oliva e senza conservanti. Per quanto riguarda l'avocado, assicuratevi che sia maturo ma non troppo morbido, e preferibilmente biologico.

## Informazioni nutrizionali per porzione

Calorie: 482 kcal

Grassi: 39 g

Proteine: 24 g

Carboidrati: 16 g

Fibra: 11 g

# SARDINE ALLE SPEZIE

## Ingredienti per 2 porzioni:

4 sardine fresche pulite

2 chiodi di garofano

1 rametto di rosmarino fresco

1/2 cucchiaino di sale

1/4 di cucchiaino di pepe nero

1 limone biologico

2 cucchiai di olio extravergine di oliva

## Preparazione:

- Preriscaldare il forno a 180°C.
- In una piccola ciotola, tritare finemente i chiodi di garofano e le foglie di rosmarino.
- Aggiungere sale e pepe nero e mescolare bene.
- Lavare il limone e tagliarlo a fette sottili.
- Disporre le sardine su una teglia da forno e strofinarle con olio d'oliva su entrambi i lati.
- Cospargere la miscela di spezie in modo uniforme sulle sardine.
- Disporre le fette di limone sulle sardine.
- Infornare per circa 15-20 minuti, finché le sardine non saranno cotte e morbide.

Varianti:

I vegani possono sostituire le sardine con tofu o tempeh.

## Consigli per gli acquisti:

Assicuratevi di acquistare sardine fresche di buona qualità.

Scegliete un limone biologico per assicurarvi che non contenga residui di pesticidi.

## Informazioni nutrizionali per porzione

Calorie: 243 kcal

Proteine: 23,7 g

Grassi: 15,2 g

Carboidrati: 1,8 g

Fibra alimentare: 0,7 g

Zucchero: 0,3 g

Sodio: 642 mg

Potassio: 466 mg

Calcio: 60 mg

Ferro: 2,2 mg

Questo piatto a base di sardine speziate è ricco di proteine e grassi sani, tra cui gli acidi grassi omega-3, che hanno proprietà antinfiammatorie. Il rosmarino e i chiodi di garofano sono spezie note per le loro proprietà antinfiammatorie e antiossidanti, che rendono questo piatto non solo delizioso ma anche salutare.

# CENE FACILI E VELOCI!

## RISO ALLA CURCUMA CON VERDURE

### Ingredienti per 1 porzione

50 g di riso integrale

1 cucchiaino di curcuma

1 zucchina piccola

1 piccolo peperone rosso

1 spicchio d'aglio

1 cucchiaio di olio d'oliva

Sale e pepe a piacere

prezzemolo fresco per guarnire

### Preparazione:

- Mettere il riso in una pentola con abbondante acqua salata e portare a ebollizione. Cuocere il riso per circa 15-20 minuti, finché non sarà al dente. Nel frattempo, tagliare a dadini le zucchine e i peperoni. Tritare finemente lo spicchio d'aglio.
- Scaldare l'olio d'oliva in una padella antiaderente e aggiungere l'aglio tritato. Soffriggere per un minuto, quindi aggiungere le verdure e la curcuma. Mescolare bene e cuocere a fuoco medio per circa 5-7 minuti, finché le verdure non saranno tenere ma croccanti.
- Quando il riso è pronto, scolarlo e aggiungerlo alle verdure nella padella. Mescolare bene per amalgamare tutti gli ingredienti e farli saltare per qualche minuto a fuoco vivo. Aggiustare di sale e pepe.
- Mettete il riso in una ciotola e guarnite con prezzemolo fresco. Il vostro riso alla curcuma con verdure è pronto da gustare!

### Suggerimenti per la preparazione:

Per risparmiare tempo, si può cucinare il riso in anticipo e conservarlo in frigorifero fino al momento di preparare la ricetta.

Per rendere il piatto ancora più nutriente, si può aggiungere una manciata di noci tostate o di semi di sesamo.

### Informazioni nutrizionali per porzione

Calorie: 240 kcal

Grassi: 8 g

Carboidrati: 36 g

Proteine: 6 g

Questa ricetta è ideale per chi ha poco tempo ma vuole mangiare cibi sani e deliziosi.

# SALMONE AL FORNO CON SPINACI E LIMONE

## Ingredienti per 1 porzione

1 filetto di salmone fresco (150-200 g)

100 g di spinaci freschi

1 spicchio d'aglio

1 limone

Sale e pepe nero a piacere

Olio d'oliva a piacere

## Procedura:

- Lavare gli spinaci e scolarli bene. Tagliare l'aglio a fettine sottili e il limone a fettine.
- Scaldare un po' di olio d'oliva in una padella antiaderente e soffriggervi l'aglio.
- Aggiungere gli spinaci alla padella e cuocere a fuoco medio per circa 2-3 minuti, finché non si saranno ridotti di volume.
- Togliere gli spinaci dalla padella e metterli da parte. Nella stessa padella, aggiungere un altro filo d'olio d'oliva.
- Mettere il filetto di salmone con la pelle rivolta verso il basso nella padella e friggere per circa 3-4 minuti fino a quando la pelle sarà croccante.
- Girare il salmone e friggerlo per altri 3-4 minuti fino a cottura ultimata.
- Aggiungere gli spinaci alla padella con il salmone e cuocere per altri 1-2 minuti fino a quando gli spinaci sono caldi.
- Spremere il succo di mezzo limone sulla padella, aggiungere le fette di limone rimanenti e girare il salmone per condirlo con il limone.
- Condire con sale e pepe nero e servire il salmone fritto con gli spinaci e le fette di limone.

## Suggerimenti per la preparazione:

È importante scolare bene gli spinaci dopo averli lavati, in modo che non rilascino troppa acqua durante la cottura.

Per garantire una cottura uniforme, il salmone deve essere a temperatura ambiente prima di essere messo in padella. Aggiungere il succo di limone alla fine del tempo di cottura per evitare che il salmone diventi troppo acido.

## Informazioni nutrizionali per porzione

Calorie: circa 400 kcal

Proteine: circa 35 g

Grassi: circa 25 g

Carboidrati: circa 10 g

# CARCIOFI E FAGIOLI BIANCHI CON DRESSING ALLA SENAPE

## Ingredienti per 1 porzione

4 carciofi freschi

1/2 lattina di fagioli bianchi (circa 125 g)

1/2 limone

1/2 spicchio d'aglio

1 cucchiaio di senape di Digione

2 cucchiai di olio extravergine di oliva

Sale e pepe nero a piacere

Prezzemolo fresco a piacere

## Preparazione:

- Pulire i carciofi: Eliminare le foglie esterne più dure e le punte, quindi tagliare la parte superiore. Tagliare il gambo alla base e sbucciarlo. Tagliare i carciofi a spicchi sottili e metterli in una ciotola con acqua e succo di limone per evitare che anneriscano.
- Scolare e sciacquare i fagioli bianchi.
- Per il condimento, sbattere insieme la senape, l'olio d'oliva, l'aglio tritato, il sale e il pepe in una ciotola.
- Scolare i carciofi e asciugarli bene con un canovaccio. Aggiungerli alla ciotola con i fagioli bianchi e mescolare con il condimento.
- Servire l'insalata di carciofi e fagioli bianchi con prezzemolo fresco tritato.

## Varianti per celiaci:

Assicurarsi che la senape di Digione sia priva di glutine. I fagioli bianchi in scatola devono essere controllati per verificare la presenza di allergeni.

## Consigli per gli acquisti:

Per questa ricetta, utilizzare carciofi freschi di stagione con foglie sode e dritte. Evitare quelli con foglie appassite o parti marroni.

Per i fagioli bianchi, si possono usare fagioli secchi che devono essere messi a bagno e cotti, oppure fagioli in scatola già pronti. In entrambi i casi, assicuratevi che siano di buona qualità e senza conservanti.

## Informazioni nutrizionali:

Questa ricetta ha circa 300 calorie per porzione. È ricca di fibre, proteine, vitamina C, ferro e potassio. I carciofi sono noti per le loro proprietà antinfiammatorie e antiossidanti. I fagioli bianchi sono un'ottima fonte di proteine vegetali e di fibre. L'olio d'oliva e la senape forniscono grassi sani e antiossidanti, mentre il prezzemolo contiene vitamina C e flavonoidi.

# PASTA INTEGRALE CON FUNGHI E POMODORI CILIEGINI

## Ingredienti per 1 porzione

80 g di pasta integrale

100 g di funghi freschi misti

5-6 pomodori ciliegia

1 spicchio d'aglio

Olio extravergine di oliva

Sale e pepe nero macinato al momento

## Preparazione:

- Per prima cosa preparare la pasta secondo le istruzioni riportate sulla confezione. Cuocere per circa 10-12 minuti, o finché la pasta non è al dente.
- Nel frattempo, pulire i funghi con un panno umido e tagliarli a fette sottili. Dimezzare i pomodorini.
- In una padella antiaderente, soffriggere lo spicchio d'aglio in un po' di olio extravergine d'oliva. Aggiungere i funghi e i pomodorini e cuocere a fuoco medio per circa 5-7 minuti, finché i funghi non saranno morbidi.
- Quando la pasta è pronta, scolarla e aggiungerla alla padella con i funghi e i pomodorini. Mescolare bene e lasciare riposare per qualche minuto.
- Condire con sale e pepe nero macinato al momento. Servire la pasta calda, cospargere di formaggio grattugiato e spolverare con prezzemolo fresco tritato.

## Varianti:

Per i celiaci: utilizzare pasta integrale senza glutine.

## Informazioni nutrizionali per una porzione:

Calorie: 290 kcal

Proteine: 12 g

Grassi: 6 g

Carboidrati: 50 g

Fibra alimentare: 9 g

Questa ricetta è un'ottima scelta per una cena veloce e antinfiammatoria. La pasta integrale è ricca di fibre, che contribuiscono a una sana digestione, mentre i funghi sono ricchi di antiossidanti e sostanze antinfiammatorie.

# INSALATA VERDE CON POLLO E AVOCADO

## Ingredienti per 1 porzione

70 g di verdure a foglia verde (spinaci, lattuga, rucola, ecc.)

1 petto di pollo senza pelle e senza ossa

1 avocado maturo

35 g di pomodori ciliegini

1 cucchiaio di semi di zucca

1 limone

1 cucchiaino di senape di Digione

1 cucchiaio di olio extravergine di oliva

Sale e pepe

## Preparazione:

- Preriscaldare il forno a 180°C.
- Tagliare il petto di pollo a cubetti e disporlo su una teglia rivestita di carta da forno. Salate e pepate e infornate per circa 15-20 minuti, finché il pollo non sarà dorato e cotto.
- Dimezzare l'avocado, togliere il nocciolo e tagliare la polpa a cubetti. Dimezzare anche i pomodorini.
- In una piccola ciotola, sbattere insieme il succo di limone, la senape, l'olio d'oliva, il sale e il pepe per ottenere una salsa.
- Disporre le verdure a foglia verde su un piatto, quindi aggiungere il pollo, l'avocado, i pomodorini e i semi di zucca.
- Versare la salsa sull'insalata e mescolare bene.

## Varianti per vegani:

Sostituite il petto di pollo con tofu o tempeh, oppure aggiungete ceci o fagioli per aumentare l'apporto proteico.

## Informazioni nutrizionali per 1 porzione

Calorie: 508 kcal

Proteine: 31 g

Grassi: 36 g

Saturi: 6 g

Monoinsaturi: 23 g

Acidi grassi polinsaturi: 6 g

Carboidrati: 21 g

Fibra alimentare: 13 g

Zucchero: 3 g

Sodio: 156 mg

Questa insalata verde è un'ottima opzione per una cena antinfiammatoria che può essere preparata in poco tempo. È ricca di verdure a foglia verde, proteine magre e grassi sani provenienti dall'avocado. Inoltre, il condimento a base di senape e limone conferisce un sapore fresco e leggermente piccante.

# INSALATA DI VERDURE ROSSE CON POLLO ALLA GRIGLIA

## Ingredienti per 1 porzione

1 petto di pollo

300 g di verdure miste rosse e colorate (ad es. radicchio, carote, barbabietole, pomodorini, peperoni)

1/2 avocado maturo

1 cucchiaio di semi di zucca

1 cucchiaio di semi di girasole

Succo di limone

Sale e pepe

Olio d'oliva

## Preparazione:

- Accendere il grill o preriscaldare una padella antiaderente.
- Pulire e tagliare le verdure.
- Aggiungere i semi di zucca e di girasole.
- Tagliare il petto di pollo a fette sottili e condirlo con sale, pepe e un po' di olio d'oliva.
- Grigliate il petto di pollo per 5-7 minuti per lato fino a cottura completa. Se si utilizza una padella antiaderente, cuocere il petto di pollo per circa 10-12 minuti.
- Mettere le verdure in un piatto e condirle con un po' di succo di limone e olio d'oliva.
- Aggiungere avocado a dadini e pollo grigliato.
- Servite subito e godetevi questa sana e deliziosa insalata!

## Varianti:

Variante vegana: sostituire il petto di pollo con tofu o ceci.

Versione vegetariana: è possibile aggiungere formaggio di capra o feta.

Opzione per i celiaci: assicurarsi di utilizzare semi senza glutine e controllare sempre gli ingredienti della salsa o del condimento utilizzato.

## Informazioni nutrizionali per porzione

Calorie: 400-500 kcal

Proteine: 30-40 g

Carboidrati: 20-30 g

Grassi: 20-25 g

Questa ricetta è un'ottima opzione per una cena veloce e sana, ricca di verdure rosse colorate e ricche di antiossidanti e sostanze antinfiammatorie. Il pollo alla griglia è anche una buona fonte di proteine magre.

# FRITTATA CON RADICCHIO ROSSO ED ERBE

## Ingredienti per 1 porzione

2 uova

25 g di radicchio rosso tagliato a strisce

1/4 di cipolla rossa, tritata finemente

1/4 di cucchiaino di timo fresco tritato

1/4 di cucchiaino di rosmarino fresco tritato

1/4 di cucchiaino di salvia fresca tritata

1 cucchiaio di olio extravergine di oliva

Sale e pepe a piacere

## Preparazione:

- In una padella antiaderente, scaldare l'olio extravergine di oliva a fuoco medio e aggiungere le cipolle rosse tritate. Soffriggere per qualche minuto, mescolando di tanto in tanto.
- Aggiungere il radicchio rosso tagliato a strisce e le erbe tritate finemente. Mescolare bene e cuocere per circa 5-7 minuti finché il radicchio non si ammorbidisce un po'.
- Nel frattempo, sbattere le uova in una ciotola con un pizzico di sale e pepe.
- Aggiungere le uova sbattute alla padella con il radicchio e le erbe. Mescolare bene per distribuire uniformemente le verdure.
- Continuare a cuocere la frittata a fuoco medio per circa 5-7 minuti, finché la superficie non sarà soda e dorata.
- Coprire la padella con un coperchio e cuocere per altri 2-3 minuti fino a quando la frittata sarà cotta.
- Togliere la padella dal fuoco e lasciare raffreddare per qualche minuto prima di servire.

## Varianti:

Per una versione vegana, è possibile sostituire le uova con il tofu. Ridurre in purea 100 g di tofu in una ciotola e aggiungere le stesse verdure ed erbe della ricetta originale. Mescolare bene e cuocere come descritto sopra. Se non siete vegani, potete aggiungere del formaggio grattugiato sulla frittata negli ultimi minuti di cottura. Potete usare formaggio come il parmigiano.

## Informazioni nutrizionali per porzione

Calorie: 243 kcal

Grassi: 19 g

Proteine: 13 g

Carboidrati: 4 g

Fibra alimentare: 1 g

# CENE SECONDO LE RICETTE TRADIZIONALI ITALIANE

## SPAGHETTI INTEGRALI AL LIMONE E BASILICO CON GAMBERI AL VAPORE

### Ingredienti per 4 porzioni:

350g di spaghetti integrali

300g di gamberi freschi sgusciati

2 limoni biologici (succo e scorza grattugiata)

2 cucchiai di olio extravergine d'oliva

2 spicchi d'aglio, tritati

1 manciata di basilico fresco, tritato

Pepe nero macinato fresco

Sale marino integrale

Peperoncino rosso tritato (opzionale, per un tocco piccante)

### Preparazione:

- Porta a ebollizione una pentola di acqua salata e cuoci gli spaghetti integrali secondo le istruzioni del pacchetto fino ad al dente.
- Mentre la pasta cuoce, riscalda una padella a vapore e cuoci i gamberi fino a quando non diventano rosa e opachi, circa 3-4 minuti. Non cuocerli troppo per evitare che diventino gommosi.
- In una padella grande, scaldare l'olio extravergine d'oliva a fuoco medio. Aggiungere l'aglio e, se lo desideri, il peperoncino rosso, facendo attenzione a non bruciare l'aglio.
- Scola gli spaghetti, riservando una tazza dell'acqua di cottura.
- Trasferisci gli spaghetti nella padella con l'aglio e aggiungi il succo e la scorza di limone. Se necessario, aggiungi un po' dell'acqua di cottura riservata per creare una leggera emulsione.
- Aggiungi i gamberi al vapore e il basilico tritato, mescola delicatamente per amalgamare gli ingredienti.
- Servi immediatamente, condendo con pepe nero macinato fresco e guarnendo con ulteriori foglie di basilico.

**Consigli per gli acquisti:** Scegli gamberi freschi o surgelati di alta qualità e pasta integrale per un maggior apporto di fibre.

### Informazioni Nutrizionali (per porzione):

Calorie: circa 400 kcal

Proteine: 25g

Grassi: 7g (di cui saturi: 1g)

Carboidrati: 60g

Fibra: 8g

Omega-3: 0.3g

Vitamina C: 20% del fabbisogno giornaliero

# CARPACCIO DI BARBABIETOLE CON RUCOLA, NOCI E CAPRINO

**Ingredienti per 4 porzioni:**

2 barbabietole medie, cotte e affettate sottilmente

100g di rucola fresca

50 g di noci, grossolanamente tritate

100g di formaggio caprino, sbriciolato

2 cucchiai di olio extravergine d'oliva

1 cucchiaio di aceto balsamico

Sale marino integrale e pepe nero macinato fresco

Scaglie di Parmigiano Reggiano (opzionale)

**Preparazione:**

- Disponi le fette di barbabietola su un piatto da portata, sovrapponendole leggermente.
- In una ciotola, mescola la rucola con l'olio d'oliva, l'aceto balsamico, il sale e il pepe.
- Distribuisci la rucola condita sopra le barbabietole.
- Cospargi con le noci tritate e il formaggio caprino sbriciolato.
- Se lo desideri, aggiungi alcune scaglie di Parmigiano Reggiano per un tocco di sapore in più.
- Servi immediatamente, così da godere della freschezza degli ingredienti.

**Consigli per gli acquisti:** Seleziona barbabietole già cotte per risparmiare tempo, e assicurati che la rucola sia fresca e croccante. Le noci sono meglio se tostate leggermente prima dell'uso.

**Informazioni Nutrizionali (per porzione):**

Calorie: circa 220 kcal

Proteine: 6g

Grassi: 18g (di cui saturi: 4g)

Carboidrati: 8g

Fibra: 2g

Vitamina C: 10% del fabbisogno giornaliero

Calcio: 15% del fabbisogno giornaliero

Questo piatto è una sinfonia di sapori e consistenze, dal dolce delle barbabietole al croccante delle noci, fino al piccante della rucola e al cremoso del caprino. È una cena che si prepara in pochi minuti e offre benefici anti-infiammatori grazie ai suoi ingredienti naturalmente ricchi di antiossidanti e acidi grassi salutari.

# SOGLIOLA ALLA MUGNAIA CON PUREA DI CECI E SPINACI SALTATI

## Ingredienti per 4 porzioni:

4 filetti di sogliola

Farina integrale, per infarinare

4 cucchiai di olio extravergine d'oliva

Il succo di 1 limone

1 spicchio d'aglio, affettato sottilmente

1 scatola di ceci (circa 400 g), scolati e sciacquati

200 g di spinaci freschi

Sale marino integrale e pepe nero macinato fresco

## Preparazione:

- Infarina leggermente i filetti di sogliola. Scalda metà dell'olio in una padella antiaderente e cuoci i filetti di pesce fino a doratura su entrambi i lati, circa 2-3 minuti per lato. Spremi il succo di limone sui filetti appena prima di rimuoverli dalla padella.
- Per la purea di ceci, scalda un cucchiaio di olio in una pentola e soffriggi l'aglio fino a renderlo dorato. Aggiungi i ceci, cuoci per un paio di minuti, poi frulla con un minipimer o in un frullatore aggiungendo acqua o brodo vegetale fino a raggiungere la consistenza desiderata. Condisci con sale e pepe.
- In un'altra padella, scalda l'olio rimanente e salta rapidamente gli spinaci fino a quando non si appassiscono, condisci con sale e pepe.
- Per servire, disponi un letto di purea di ceci su ogni piatto, adagia sopra il filetto di sogliola e accompagna con gli spinaci saltati.

**Consigli per gli acquisti:** Cerca sogliole fresche o surgelate di qualità e ceci biologici per il miglior profilo nutrizionale.

## Informazioni Nutrizionali (per porzione):

Calorie: circa 350 kcal

Proteine: 28g

Grassi: 14g (di cui saturi: 2g)

Carboidrati: 25g

Fibra: 6g

Vitamina A: 30% del fabbisogno giornaliero

Vitamina C: 15% del fabbisogno giornaliero

Ferro: 20% del fabbisogno giornaliero

Questa cena equilibrata combina la leggerezza del pesce con la sazietà dei ceci e la freschezza degli spinaci, creando un piatto nutriente e confortante che non appesantisce.

# TAGLIATA DI POLLO AL ROSMARINO CON INSALATA DI QUINOA E POMODORINI

**Ingredienti per 4 porzioni:**

4 petti di pollo (circa 150g ciascuno)

1 rametto di rosmarino fresco, tritato

2 cucchiai di olio extravergine d'oliva

1 spicchio d'aglio, schiacciato

1 tazza di quinoa

480 ml di brodo vegetale o acqua

200g di pomodorini, tagliati a metà

1 cucchiaio di aceto di mele

Sale marino integrale e pepe nero, a piacere

Foglie di basilico fresco per guarnire

**Preparazione:**

- Cuoci la quinoa nel brodo vegetale secondo le istruzioni del pacchetto fino a quando è soffice e ha assorbito tutto il liquido. Lasciala raffreddare.
- Condisci i petti di pollo con sale, pepe e rosmarino tritato.
- Riscalda l'olio d'oliva in una padella a fuoco medio-alto e cuoci i petti di pollo con l'aglio schiacciato fino a quando sono dorati e cotti al punto giusto, circa 5-7 minuti per lato.
- Togli il pollo dalla padella e lascialo riposare per qualche minuto prima di tagliarlo a fette.
- In una ciotola grande, mescola la quinoa raffreddata con i pomodorini, l'aceto di mele, sale e pepe.
- Servi la tagliata di pollo sopra un letto di insalata di quinoa e pomodorini, e guarnisci con basilico fresco.

**Consigli per gli acquisti:** Scegli pollo allevato all'aperto e quinoa biologica per i migliori benefici nutrizionali e un minore impatto ambientale.

**Informazioni Nutrizionali (per porzione):**

Calorie: circa 400 kcal

Proteine: 35g

Grassi: 12g (di cui saturi: 2g)

Carboidrati: 35g

Fibra: 5g

Vitamina C: 20% del fabbisogno giornaliero

Ferro: 15% del fabbisogno giornaliero

# MERLUZZO AL FORNO CON OLIVE E CAPPERI SU LETTO DI VERDURE ARROSTITE

**Ingredienti per 4 porzioni:**

4 filetti di merluzzo (circa 150g ciascuno)

2 zucchine, tagliate a rondelle

1 melanzana, tagliata a cubetti

1 peperone rosso, tagliato a strisce

2 cucchiai di olive nere, snocciolate e tritate

1 cucchiaio di capperi sotto sale, sciacquati e tritati

3 cucchiai di olio extravergine d'oliva

1 limone, il succo e un po' di scorza grattugiata

2 spicchi d'aglio, affettati sottilmente

Sale marino integrale e pepe nero macinato fresco

Prezzemolo fresco tritato, per guarnire

**Preparazione:**

- Preriscaldare il forno a 200°C.
- Disporre le verdure su una teglia, condire con un cucchiaio di olio, sale e pepe e mescolare bene. Arrostire nel forno caldo per 20 minuti, o fino a quando non sono tenere e leggermente caramellate.
- In una ciotola piccola, mescolare le olive tritate, i capperi, il succo di limone, la scorza, l'aglio e il restante olio per creare una sorta di salsa.
- Adagiare i filetti di merluzzo sopra le verdure arrostite e cospargere con la salsa di olive e capperi.
- Rimettere la teglia in forno e cuocere per altri 10-12 minuti, fino a quando il pesce è opaco e si sfalda facilmente.
- Servire immediatamente, guarnendo con il prezzemolo fresco tritato.

**Consigli per gli acquisti:** Opta per merluzzo pescato in modo sostenibile per mantenere un impatto ambientale basso.

**Informazioni Nutrizionali (per porzione):**

Calorie: circa 300 kcal

Proteine: 27g

Grassi: 14g (di cui saturi: 2g)

Carboidrati: 10g

Fibra: 3g

Omega-3: circa 0.6g

Vitamina C: 50% del fabbisogno giornaliero

Vitamina E: 10% del fabbisogno giornaliero

Il merluzzo è una fonte eccellente di proteine magre e omega-3, che hanno proprietà anti-infiammatorie.

# CARPACCIO DI POLPO CON INSALATA DI FINOCCHI E ARANCIA

## Ingredienti per 4 porzioni:

1 polpo grande (circa 1-1,5 kg), pulito

2 finocchi grandi

2 arance non trattate

1 limone (il succo)

4 cucchiai di olio extravergine d'oliva

Sale marino integrale e pepe nero

Paprika dolce (facoltativo per un tocco di sapore e colore)

Prezzemolo fresco tritato per guarnire

## Preparazione:

- Cuoci il polpo in una pentola di acqua bollente per circa 40-60 minuti o fino a quando non diventa tenero. Lascialo raffreddare nell'acqua di cottura, poi taglialo a fette sottilissime.
- Taglia i finocchi a fettine sottili, magari aiutandoti con una mandolina, e mettile in acqua e ghiaccio per mantenerle croccanti.
- Sbuccia le arance al vivo e taglia i filetti tra le membrane per ottenere spicchi puliti.
- In una ciotola grande, mescola il succo di limone, l'olio d'oliva, sale e pepe per creare una vinaigrette.
- Disponi le fette di polpo su un piatto da portata, circondalo con l'insalata di finocchi e arancia e condisci con la vinaigrette.
- Cospargi leggermente con paprika dolce se desideri aggiungere un tocco di sapore affumicato e colore.
- Guarnisci con prezzemolo fresco tritato prima di servire.

**Consigli per gli acquisti:** Scegli un polpo di provenienza sostenibile e cerca finocchi e arance fresche e di stagione.

## Informazioni Nutrizionali (per porzione):

Calorie: circa 300 kcal

Proteine: 25g

Grassi: 14g (di cui saturi: 2g)

Carboidrati: 15g

Fibra: 6g

Vitamina C: 35% del fabbisogno giornaliero

Ferro: 15% del fabbisogno giornaliero

Il polpo è noto per il suo basso contenuto di grassi e alto in proteine, rendendolo un'ottima scelta per una dieta anti-infiammatoria. Gli agrumi e il finocchio aggiungono un tocco di freschezza e sono ricchi di antiossidanti e vitamina C, che contribuiscono alle proprietà anti-infiammatorie del piatto.

# TROTTOLE CON PESTO DI RUCOLA, MANDORLE E POMODORINI SECCHI

**Ingredienti per 4 porzioni:**

350g di pasta trottole (o un'altra pasta corta integrale)

70 g di rucola fresca

70 g di mandorle tostate

90 g di pomodorini secchi sott'olio, sgocciolati

1 spicchio d'aglio

50g di parmigiano reggiano grattugiato

1/2 limone, il succo e la scorza grattugiata

4 cucchiai di olio extravergine d'oliva

Sale marino integrale e pepe nero macinato fresco

**Preparazione:**

- Cuoci la pasta in acqua bollente salata seguendo le istruzioni sulla confezione fino a cottura al dente.
- Nel frattempo, nel mixer, combina la rucola, le mandorle, i pomodorini secchi, l'aglio, il parmigiano, il succo e la scorza di limone e frulla fino a ottenere una consistenza cremosa. Mentre frulli, aggiungi a filo l'olio extravergine d'oliva fino a raggiungere la consistenza desiderata. Salare e pepare a piacere.
- Scola la pasta riservando una tazza dell'acqua di cottura.
- In una grande ciotola, mescola la pasta con il pesto di rucola, aggiungendo un po' d'acqua di cottura per diluire se necessario.
- Servi la pasta guarnita con ulteriore parmigiano, un giro d'olio e un pizzico di pepe nero.

**Consigli per gli acquisti:** Seleziona una pasta integrale per un maggiore contenuto di fibre. Mandorle e rucola dovrebbero essere il più fresco possibile per massimizzare i benefici nutrizionali.

**Informazioni Nutrizionali (per porzione):**

Calorie: circa 600 kcal

Proteine: 20g

Grassi: 25g (di cui saturi: 4g)

Carboidrati: 72g

Fibra: 8g

Vitamina E: 20% del fabbisogno giornaliero

Magnesio: 25% del fabbisogno giornaliero

La rucola, ricca di antiossidanti, e le mandorle, piene di grassi sani e vitamina E, fanno di questo pesto una scelta eccellente per un'alimentazione anti-infiammatoria. I pomodorini secchi aggiungono un intenso sapore umami che si sposa perfettamente con la dolcezza della pasta integrale.

# PESCE SPADA ALLA GRIGLIA CON INSALATINA DI RUCOLA E POMPELMO ROSA

**Ingredienti per 4 porzioni:**

4 fette di pesce spada (circa 150g ciascuna)

4 tazze di rucola fresca

2 pompelmi rosa, pelati a vivo e tagliati a filetti

2 cucchiai di olio extravergine d'oliva

1 cucchiaio di aceto balsamico

Sale marino integrale e pepe nero macinato fresco

Un pizzico di origano secco

1 spicchio d'aglio, schiacciato (per la griglia)

**Preparazione:**

- Preriscalda la griglia a fuoco medio-alto.
- Strofina lo spicchio d'aglio sulla griglia per aromatizzare.
- Condisci il pesce spada con sale, pepe e un po' di origano, poi griglialo per circa 3-4 minuti per lato o fino a cottura desiderata.
- Nel frattempo, in una ciotola grande, unisci la rucola e i filetti di pompelmo rosa.
- Prepara una vinaigrette emulsionando l'olio extravergine d'oliva con l'aceto balsamico, sale e pepe.
- Condisci l'insalata con la vinaigrette e mescola delicatamente.
- Servi il pesce spada caldo accompagnato dall'insalata di rucola e pompelmo.

**Consigli per gli acquisti:** Scegli pesce spada proveniente da pesca sostenibile. Per la rucola e il pompelmo, opta per prodotti biologici se possibile.

**Informazioni Nutrizionali (per porzione):**

Calorie: circa 350 kcal

Proteine: 22g

Grassi: 14g (di cui saturi: 3g)

Carboidrati: 18g

Fibra: 4g

Vitamina C: 60% del fabbisogno giornaliero

Il pesce spada è una buona fonte di proteine magre e, quando consumato con moderazione, può far parte di una dieta anti-infiammatoria. La rucola e il pompelmo sono ricchi di antiossidanti e vitamina C, contribuendo a rafforzare ulteriormente le proprietà anti-infiammatorie di questo piatto.

# DESSERTS

## CRÈME BRÛLÉE AL TÈ VERDE E LIMONE

### Ingredienti per 1 porzione

240 ml di latte di mandorla

60 ml di tè verde

2 tuorli d'uovo

2 cucchiai di zucchero di canna

Zeste di un limone biologico

1 cucchiaino di estratto di vaniglia

1 cucchiaio di farina di mais

1 cucchiaio di zucchero di canna per caramellare la superficie

### Preparazione:

- Preparare il tè verde mettendo le foglie di tè in una tazza e versandovi sopra acqua bollente. Lasciare in infusione il tè per 5 minuti e poi filtrare.
- In una casseruola media, unire il latte di mandorle, il tè verde filtrato, la scorza di limone grattugiata e l'estratto di vaniglia. Portare a ebollizione a fuoco medio-basso.
- In una ciotola a parte, sbattere i tuorli d'uovo con 2 cucchiai di zucchero di canna e la maizena.
- Versare lentamente il composto di uova nella pentola con il latte di mandorle, mescolando costantemente in modo che non si formino grumi.
- Continuare a mescolare a fuoco medio finché il composto non diventa denso e cremoso.
- Versare la crema in una ciotola per dolci e raffreddare in frigorifero per almeno 2 ore.
- Prima di servire, cospargere uniformemente la superficie della crema con 1 cucchiaio di zucchero di canna e caramellare con un cannello da cucina o sotto il grill del forno.
- Servite e gustate la vostra deliziosa crème brûlée al tè verde e limone!

### Varianti per vegani:

Sostituire il tuorlo d'uovo con 2 cucchiai di farina di mais e aggiungere 1/4 di tazza di latte di cocco per rendere la crema più cremosa.

**Consigli per gli acquisti:** Cercate di acquistare ingredienti di alta qualità, soprattutto tè verde biologico e latte di mandorla senza zuccheri aggiunti.

### Informazioni nutrizionali per una porzione:

Calorie: 220 kcal

Carboidrati: 28 g

Grassi: 10 g

Proteine: 5 g

# PANNA COTTA ALLA CURCUMA CON SALSA AI FRUTTI DI BOSCO

**Ingredienti per 2 persone:**

250 ml di latte di cocco

1 cucchiaino di curcuma in polvere

1/2 cucchiaino di zenzero in polvere

1/2 cucchiaino di cannella in polvere

2 fogli di gelatina (o agar-agar per la versione vegana)

1/2 cucchiaino di miele (o sciroppo d'acero per la versione vegana)

50 g di frutti di bosco (freschi o congelati)

1/2 cucchiaino di succo di limone

1/2 cucchiaino di zucchero di canna

**Per la panna cotta:**

- Mettere i fogli di gelatina in acqua fredda per 5-10 minuti per ammorbidirli.
- Mescolare in una pentola il latte di cocco, la curcuma, lo zenzero, la cannella e il miele.
- Riscaldare a fuoco basso, mescolando continuamente, fino a quando il composto è caldo.
- Spremere l'acqua dalla gelatina ammorbidita e aggiungerla alla miscela di latte di cocco. Mescolare finché la gelatina non si è completamente sciolta.
- Versare il composto in due stampi per panna cotta e metterli in frigo per almeno 2 ore.

**Per la salsa ai frutti di bosco:**

- Mettere in una casseruola i frutti di bosco, il succo di limone e lo zucchero di canna.
- Scaldare a fuoco medio, mescolando di tanto in tanto, fino a quando i frutti di bosco si saranno completamente sciolti e il composto si sarà addensato.
- Frullare il composto con un frullatore a mano fino a renderlo omogeneo.
- Versare la salsa ai frutti di bosco in un contenitore e lasciarla raffreddare in frigorifero.

**Servire:**

- Togliere la panna cotta dallo stampo e disporla su un piatto da dessert.
- Versare la salsa di frutti di bosco sulla panne cotta.
- Guarnire con frutti di bosco freschi e cannella in polvere (facoltativo).

**Varianti:**

I vegani possono utilizzare l'agar-agar al posto della gelatina e lo sciroppo d'acero al posto del miele.

**Informazioni nutrizionali per porzione:**

Calorie: 200 kcal

Proteine: 3 g

Grassi: 15 g

Carboidrati: 15 g

Fibra alimentare: 3 g

Zucchero: 10 g

# PANNA COTTA AL MIELE CON SALSA AI FRUTTI DI BOSCO

## Ingredienti per 1 porzione

240 ml di latte di cocco

120 g di crema di cocco

85 g di miele

1/2 cucchiaino di estratto di vaniglia

1 cucchiaino di gelatina in polvere

140 g di frutti di bosco freschi o congelati

1 cucchiaio di miele

## Preparazione:

- Per prima cosa, mescolare il latte di cocco, la crema di cocco, il miele e l'estratto di vaniglia in una casseruola a fuoco medio. Continuare a mescolare finché il miele non è completamente sciolto. Aggiungere la gelatina in polvere e mescolare finché non è completamente sciolta.
- Versare il composto in uno stampo per panna cotta e riporlo in frigorifero per almeno 2 ore finché non si rassoda.
- Per la salsa ai frutti di bosco, ridurre in purea i frutti di bosco con il miele in un frullatore o in un robot da cucina fino a ottenere un composto omogeneo.
- Per servire, immergere lo stampo per panna cotta in acqua calda per qualche secondo, quindi sformare con cura la panna cotta su un piatto da dessert. Versare la salsa ai frutti di bosco sulla panna cotta e guarnire con frutti di bosco freschi, se si desidera.

## Varianti:

Per una versione vegana, sostituire il miele con lo sciroppo d'acero e utilizzare l'agar-agar al posto della gelatina in polvere.

Per una versione senza glutine, verificare che la gelatina in polvere sia priva di glutine.

## Consigli per gli acquisti:

Scegliete ingredienti biologici e di alta qualità. Assicuratevi che il miele sia puro e non contenga zuccheri aggiunti.

## Informazioni nutrizionali per 1 porzione:

Calorie: 500 kcal

Grassi: 34 g

Carboidrati: 49 g

Proteine: 4 g

# MOUSSE AL CIOCCOLATO FONDENTE E ZENZERO CON FRUTTI ROSSI

## Ingredienti per 1 porzione

50 g di cioccolato fondente al 70%

50 ml di latte di mandorla

1 cucchiaio di miele

1/4 di cucchiaino di cannella in polvere

1 cucchiaino di zenzero fresco grattugiato

50 g di frutti rossi misti

## Preparazione:

- Sciogliere il cioccolato fondente in un pentolino a bagnomaria a fuoco basso, mescolando continuamente.
- Aggiungere il miele, lo zenzero fresco grattugiato e la cannella in polvere e mescolare bene.
- Aggiungere il latte di mandorla e continuare a mescolare fino a ottenere un composto liscio e omogeneo.
- Togliere dal fuoco e lasciare raffreddare per qualche minuto.
- Mettere il composto in un frullatore e frullare per qualche minuto fino a ottenere una consistenza cremosa e spumosa.
- Versare la mousse in una ciotola e lasciarla riposare in frigorifero per almeno un'ora.
- Prima di servire, disporre i frutti rossi misti sulla mousse.

## Varianti per vegani, vegetariani e celiaci:

Per una versione vegana, sostituire il miele con sciroppo d'acero o d'agave e il latte di mandorle con latte di cocco o di soia.

Questa ricetta è già vegetariana e senza glutine.

## Consigli per gli acquisti:

Scegliete il cioccolato fondente al 70% per ottenere il massimo dei benefici antinfiammatori da questa ricetta.

Assicuratevi di acquistare zenzero fresco e preferibilmente biologico di buona qualità.

Optate per il latte di mandorla non zuccherato e senza additivi.

## Informazioni nutrizionali per 1 porzione:

Calorie: 270 kcal

Proteine: 4 g

Grassi: 14 g

Fibra alimentare: 5 g

Carboidrati: 32 g

Zucchero: 23 g

# MOUSSE DI CURCUMA CON FRUTTA FRESCA

## Ingredienti per 1 porzione

1 banana matura

1/2 avocado maturo

1 cucchiaino di curcuma in polvere

1/4 di cucchiaino di cannella in polvere

1/4 di cucchiaino di zenzero in polvere

1 cucchiaio di miele

Succo di 1/2 limone

75 g di frutta fresca mista (fragole, mirtilli, more, ecc.)

## Preparazione:

- Tagliare a pezzi la banana e l'avocado e metterli nel frullatore insieme a curcuma, cannella, zenzero, miele e succo di limone.
- Mescolare gli ingredienti fino a formare una mousse cremosa e omogenea.
- Versare la mousse in una ciotola e guarnire con frutta fresca.

## Varianti:

I vegani possono sostituire il miele con sciroppo d'acero o zucchero di cocco.

Per i vegetariani: la ricetta è già vegetariana.

Le persone affette da celiachia dovrebbero assicurarsi che la curcuma sia priva di glutine.

## Informazioni nutrizionali per una porzione:

Calorie: 348 kcal

Proteine: 4 g

Grassi: 20 g

Carboidrati: 47 g

Fibra alimentare: 12 g

Zucchero: 26 g

# TORTA AL CACAO CON MIRTILLI E ZENZERO

## Ingredienti per 1 porzione

1 Uovo

15 g di farina di mandorle

10 g di cacao amaro in polvere

1 cucchiaino di miele

1 cucchiaino di olio extravergine di oliva

50 g di mirtilli freschi

1 cucchiaino di zenzero fresco grattugiato

1 cucchiaino di lievito in polvere

1 pizzico di sale

## Per la guarnizione:

10 g di cioccolato fondente

5 g di mirtilli freschi

## Procedura:

- In una ciotola, sbattere l'uovo con il miele e l'olio extravergine di oliva.
- Aggiungere la farina di mandorle, il cacao amaro, il lievito e il sale. Mescolare bene fino a ottenere un impasto omogeneo.
- Aggiungere i mirtilli freschi e lo zenzero grattugiato e mescolare delicatamente.
- Versare la pastella in uno stampo per muffin imburrato e infarinato.
- Cuocere in forno preriscaldato a 180°C per circa 15-20 minuti.
- Togliere dal forno e lasciare raffreddare.
- Per la copertura, sciogliere il cioccolato fondente a bagnomaria e versarlo sulla torta.
- Guarnire con mirtilli freschi.

## Suggerimenti per la preparazione:

Si consiglia di utilizzare una teglia per muffin per porzionare la torta.

Mescolare con cura i mirtilli freschi e lo zenzero grattugiato, in modo da non schiacciare i mirtilli.

## Varianti per vegani, vegetariani e celiaci:

Per renderlo vegano, sostituire l'uovo con 1 cucchiaio di semi di lino macinati con 3 cucchiai di acqua e lasciare in infusione per 5-10 minuti.

## Informazioni nutrizionali per porzione:

Calorie: 258 kcal

Proteine: 10 g

Carboidrati: 17 g

Grassi: 18 g

Fibra alimentare: 5 g

# MOUSSE DI AVOCADO E CIOCCOLATO FONDENTE

## Ingredienti per 1 porzione

1 avocado maturo

30 g di cioccolato fondente al 70%

1 cucchiaio di miele

1/2 cucchiaino di cannella in polvere

Un pizzico di sale

50 ml di latte di mandorla

1 cucchiaino di semi di chia

1 cucchiaino di noci pecan tritate

1 cucchiaino di cocco grattugiato

## Preparazione:

- Per prima cosa dimezzare l'avocado, togliere il nocciolo e raschiare la polpa con un cucchiaio. Mettetelo in una ciotola con il miele, la cannella e un pizzico di sale. Frullare il tutto con un frullatore a immersione fino a ottenere un composto omogeneo.
- Sciogliere il cioccolato fondente in un pentolino a bagnomaria o nel microonde a fuoco basso. Aggiungere il latte di mandorla caldo e mescolare bene fino a ottenere un composto liscio e omogeneo.
- Mescolare la crema di cioccolato con la crema di avocado e amalgamare delicatamente. Aggiungere i semi di chia e mescolare nuovamente.
- Versare la mousse in una coppetta e metterla in frigorifero per almeno un'ora.
- Prima di servire, decorare la mousse con noci pecan tritate e cocco grattugiato.

## Consigli per gli acquisti:

Scegliete un avocado maturo ma non troppo morbido, cioccolato fondente al 70% di alta qualità e latte di mandorla senza zuccheri aggiunti.

## Informazioni nutrizionali per porzione:

Calorie: 430 kcal

Proteine: 7 g

Grassi: 34 g

Carboidrati: 31 g

Fibra alimentare: 12 g

Zucchero: 16 g

La mousse di avocado e cioccolato fondente è ricca di nutrienti antinfiammatori, tra cui i grassi monoinsaturi dell'avocado, le proprietà antiossidanti del cioccolato fondente e gli acidi grassi omega-3 dei semi di chia.

# PANNA COTTA CON TÈ MATCHA E MIELE

## Ingredienti per 1 porzione

1 cucchiaino di gelatina in polvere

2 cucchiai di latte intero

1/2 cucchiaino di tè matcha in polvere

2 cucchiai di miele

150 ml di panna fresca liquida

Bacche fresche per guarnire

## Istruzioni:

- In un pentolino, sciogliere la gelatina in polvere in 2 cucchiai di latte intero a fuoco basso, mescolando costantemente fino a quando la gelatina non sarà completamente sciolta.
- Aggiungere il tè matcha in polvere e il miele, mescolando costantemente fino a quando tutti gli ingredienti sono ben combinati.
- Versare la panna fresca liquida nella pentola e continuare a mescolare a fuoco basso finché il composto non diventa omogeneo. Non lasciare che bolla.
- Togliere dal fuoco e versare il composto in una tortiera o in una ciotola per dolci. Lasciare raffreddare a temperatura ambiente per circa 10 minuti.
- Coprire e conservare in frigorifero per almeno 2 ore, finché la panna cotta non si sarà rassodata.
- Prima di servire, disporre con cura la panna cotta su un piatto e guarnire con frutti di bosco freschi.

## Consigli per gli acquisti:

Acquistate tè matcha di alta qualità in un negozio di tè o online.

Assicuratevi di utilizzare panna liquida fresca e di alta qualità per ottenere una panna cotta cremosa.

## Varianti per vegani:

Utilizzare latte di cocco o di mandorla al posto del latte intero.

Utilizzare la panna di cocco al posto della panna liquida fresca.

## Informazioni nutrizionali per 1 porzione:

Calorie: 415 kcal

Grassi: 33 g

Carboidrati: 29 g

Proteine: 3 g

# CREMA DI COCCO CON FRUTTI DI BOSCO

## Ingredienti per 1 porzione

100 ml di latte di cocco

1 cucchiaino di miele

1/2 cucchiaino di curcuma

1/2 cucchiaino di cannella

1/2 cucchiaino di zenzero fresco grattugiato

1/4 di cucchiaino di vaniglia in polvere

Frutti di bosco freschi a piacere (fragole, mirtilli, more, lamponi)

## Preparazione:

- Mescolare bene in una ciotola il latte di cocco, il miele, la curcuma, la cannella, lo zenzero grattugiato e la vaniglia in polvere.
- Versare il composto in un pentolino e cuocere a fuoco medio, mescolando continuamente, finché non si addensa leggermente (circa 5 minuti).
- Versare la crema in una tazza o in una ciotola e lasciarla raffreddare per circa 10-15 minuti.
- Aggiungere alla crema i frutti di bosco freschi e servire immediatamente.

## Varianti:

Per una versione vegana, sostituire il miele con sciroppo d'acero o d'agave.

Se volete, potete sostituire i frutti di bosco con altra frutta fresca a vostra scelta, come banane, kiwi o mango.

## Consigli per gli acquisti:

Assicuratevi di acquistare latte di cocco biologico di alta qualità per evitare di aggiungere conservanti o altri ingredienti indesiderati. Se volete, potete anche usare il latte di mandorla o di soia come alternativa vegana.

## Informazioni nutrizionali per una porzione:

Calorie: 198 kcal

Grassi: 17 g

Carboidrati: 12 g

Proteine: 2 g

Fibra alimentare: 3 g

# CREMA DI MANGO E COCCO CON BRICIOLE DI NOCI PECAN

## Ingredienti per 1 porzione

1 mango maturo

100 ml di latte di cocco

1 cucchiaio di miele

1/2 cucchiaino di curcuma

1/2 cucchiaino di cannella

1/2 cucchiaino di zenzero in polvere

35 g di noci pecan

60 ml di acqua

## Per la crema di mango e cocco:

- Sbucciare e tagliare a cubetti il mango e metterlo in un frullatore.
- Aggiungere il latte di cocco, il miele, la curcuma, la cannella e lo zenzero in polvere.
- Mescolare il tutto fino a ottenere un composto liscio e omogeneo.

## Per la granella di pecan

- Tostare le noci pecan in una padella a fuoco medio per 3-4 minuti, finché non iniziano a dorarsi.
- Aggiungere l'acqua e continuare a cuocere fino a quando l'acqua non sarà completamente evaporata.
- Spegnere il fornello e lasciare raffreddare le noci.
- Tritare le noci a pezzi grossolani con un coltello.

## Servire:

- Mettere il mango e la crema di cocco in una coppetta.
- Cospargere la crema con le noci pecan tritate.
- Servire immediatamente.

## Varianti per vegani:

Sostituire il miele con sciroppo d'acero o zucchero di fiori di cocco.

## Informazioni nutrizionali per porzione:

Calorie: 435 kcal

Grassi: 28 g

Carboidrati: 47 g

Proteine: 4 g

Fibra alimentare: 7 g

# BUDINO DI COCCO ALLA CURCUMA

## Ingredienti per 1 porzione

240 ml di latte di cocco

1 cucchiaio di miele

1/4 di cucchiaino di curcuma in polvere

1/4 di cucchiaino di cannella in polvere

1/4 di cucchiaino di zenzero in polvere

1/4 di cucchiaino di pepe nero

1/4 di cucchiaino di vaniglia in polvere

1 cucchiaio di farina di mais

## Preparazione:

- Mettere in una pentola il latte di cocco, il miele, la curcuma, la cannella, lo zenzero, il pepe nero e la vaniglia. Mescolare bene.
- Portare la fiamma a livello medio e portare a ebollizione, mescolando costantemente in modo che il latte di cocco non si attacchi al fondo della pentola.
- Ridurre la fiamma a medio-bassa e cuocere a fuoco lento per 5 minuti, mescolando di tanto in tanto.
- In una piccola ciotola, mescolare la maizena con 1 cucchiaio d'acqua. Aggiungere gradualmente la miscela di farina di mais alla casseruola, mescolando costantemente finché il composto non si addensa.
- Versare il budino in una ciotola e lasciarlo raffreddare in frigorifero per almeno un'ora prima di servirlo.

## Varianti:

Per una versione vegana, sostituire il miele con sciroppo d'acero o zucchero di cocco.

Per una versione senza glutine, sostituire la maizena con fecola di patate o farina di riso.

## Consigli per gli acquisti:

Assicuratevi di scegliere ingredienti freschi e di alta qualità. Nel caso del latte di cocco, fate attenzione agli additivi come la carragenina. Potete trovare tutti gli ingredienti nei negozi di alimenti naturali o nei supermercati ben forniti.

## Informazioni nutrizionali per 1 porzione:

Calorie: 345 kcal

Proteine: 3 g

Grassi: 25 g

Carboidrati: 32 g

Fibra alimentare: 2 g

Zucchero: 17 g

Sodio: 23 mg

# LA DIETA DEI FODMAP: APPROFONDIMENTI

## Che cos'è la dieta FODMAP?

La dieta FODMAP è una dieta a basso contenuto di carboidrati e fermentabili che mira ad alleviare i sintomi gastrointestinali nelle persone che soffrono di sindrome dell'intestino irritabile (IBS) e altre condizioni simili. FODMAP è l'acronimo di Fermentable Oligosaccharides, Disaccharides, Monosaccharides and Polyols (oligosaccaridi, disaccaridi, monosaccaridi e polioli fermentabili), ovvero carboidrati presenti in alcuni alimenti che possono essere difficili da digerire per alcune persone.

## Cosa si può mangiare con la dieta FODMAP?

- Alimenti a basso contenuto di FODMAP come carne, pesce, uova, riso, quinoa, patate, carote, spinaci, zucchine, pomodori, agrumi, banane, ananas, fragole, noci e semi.

- Alimenti a moderato basso contenuto di FODMAP come pane senza glutine, cereali a basso contenuto di FODMAP, latte di mandorla, latte di cocco, yogurt senza lattosio, zucchero di canna, miele, sciroppo d'acero, cioccolato fondente, tè, caffè, vino rosso, birra senza glutine e gin.

- Alimenti da evitare o limitare durante la dieta FODMAP come fruttosio, lattosio, fruttani, galattani e polioli. Questi alimenti includono frutta ad alto contenuto di fruttosio come mele, pere e mango; latticini come latte, yogurt e formaggio; cereali ad alto contenuto di fruttosio come grano e mais; legumi come fagioli, lenticchie e ceci; verdure come broccoli, cipolle, aglio e funghi; dolcificanti come sorbitolo e mannitolo; bevande come birra e bibite gassate.

## Come si svolge la dieta FODMAP? La dieta FODMAP è suddivisa in tre fasi:

1. Fase di eliminazione: gli alimenti ad alto contenuto di FODMAP vengono completamente eliminati dalla dieta per un periodo di 2-6 settimane.

2. Fase di reintroduzione: gli alimenti ad alto contenuto di FODMAP vengono gradualmente reintrodotti nella dieta per determinare quali alimenti causano i sintomi gastrointestinali.

3. Fase di adattamento: viene creata una dieta su misura basata su alimenti che non causano alcun sintomo o ne causano pochi.

## Consigli per la dieta FODMAP:

- Chiedere sempre il parere di un dietologo o di un nutrizionista prima di iniziare la dieta FODMAP.

- Leggete sempre le etichette degli alimenti per verificare il contenuto di FODMAP.

- Preparate i pasti in anticipo e portate con voi spuntini a basso contenuto di FODMAP quando siete fuori casa.

- Bevete molta acqua e limitate il consumo di bevande gassate e alcolici.

- Non seguire la dieta FODMAP per un lungo periodo di tempo senza controllo medico.

Di seguito è riportata una tabella riassuntiva:

| Alimenti consigliati | Alimenti da limitare | Cibi da evitare |
| --- | --- | --- |
| Frutta fresca e secca (tranne quella ad alto contenuto di FODMAP come mele, pere, mango, fichi, albicocche secche). | Frutta ad alto contenuto di FODMAP | Frutta ad alto contenuto di FODMAP |
| Verdure (tranne quelle ad alto contenuto di FODMAP come broccoli, cavoli, cipolle, aglio, funghi). | Verdure ad alto contenuto di FODMAP | Verdure ad alto contenuto di FODMAP |
| Carne magra | Cibo fritto | Cibo fritto |
| Pesce | Cereali contenenti glutine come frumento, orzo, segale | Cereali contenenti glutine come frumento, orzo, segale |
| Uova | Prodotti lattiero-caseari come latte, yogurt, formaggio (se non sono privi di lattosio) | Prodotti lattiero-caseari come latte, yogurt, formaggio (se non sono privi di lattosio) |
| Noci e semi (tranne quelli ad alto contenuto di FODMAP come noci pecan, pistacchi, mandorle, anacardi). | Legumi come fagioli, lenticchie e ceci | Legumi come fagioli, lenticchie e ceci |
| Oli vegetali | Bevande gassate, alcolici | Bevande gassate, alcolici |
| Tè e caffè | Dolcificanti come sorbitolo, mannitolo e xilitolo | Edulcoranti come sorbitolo, mannitolo e xilitolo |

***Ricordiamo che le diete variano a seconda delle esigenze personali ed è sempre importante consultare un dietologo o un nutrizionista prima di iniziare una dieta.

# PIANO ALIMENTARE DI 28 GIORNI

**Giorno 1:**

Colazione: Smoothie Bowl con banana e avocado - pagina 15

Pranzo: Insalata di quinoa con pollo e avocado - pagina 36

Cena: Zuppa di zucca e lenticchie rosse - pagina 90

Dessert: Crème Brûlée al tè verde e limone - pagina 125

**Giorno 2:**

Colazione: Pancake alla banana e avena - pagina 16

Pranzo: Insalata di quinoa con verdure e pollo - pagina 37

Cena: Insalata di broccoli - pagina 91

Dessert: Panna cotta alla curcuma con salsa ai frutti di bosco - pagina 126

**Giorno 3:**

Colazione: Yogurt alle mandorle con frutti di bosco - pagina 17

Pranzo: Pollo con mandorle e verdure arrostite - pagina 38

Cena: Salmone alla griglia con verdure - pagina 92

Dessert: Panna cotta al miele con salsa ai frutti di bosco - pagina 127

**Giorno 4:**

Colazione: Pancake con zucca e cannella - pagina 18

Pranzo: Pollo alla paprika con verdure arrostite - pagina 39

Cena: Funghi ripieni con quinoa e verdure - pagina 93

Dessert: Mousse di cioccolato fondente e zenzero con frutti rossi - pagina 128

**Giorno 5:**

Colazione: Porridge di quinoa e frutta secca - pagina 19

Pranzo: Insalata di lenticchie con verdure arrostite - pagina 40

Cena: Insalata di cavolo rosso con noci e mirtilli rossi - pagina 94

Dessert: Mousse alla curcuma con frutta fresca - pagina 129

**Giorno 6:**

Colazione: Muffin al cioccolato e banana - pagina 20

Pranzo: Insalata di salmone con avocado e zenzero - pagina 41

Cena: Insalata di carote, arance e zenzero - pagina 95

Dessert: Torta al cacao con mirtilli e zenzero - pagina 130

**Giorno 7:**

Colazione: Pancake di zucca con semi di chia - pagina 21

Pranzo: Insalata di lenticchie, avocado e arancia - pagina 42

Cena: Insalata di semi, mirtilli e verdure - pagina 96

Dessert: Mousse di avocado e cioccolato fondente - pagina 131

## 8° giorno:

Colazione: Pancake di farina d'avena con mirtilli e cannella - pagina 22

Pranzo: Insalata di quinoa con verdure arrostite - pagina 43

Cena: Salmone al forno con insalata di avocado e arancia - pagina 97

Dessert: Panna Cotta con tè Matcha e miele - pagina 132

## Giorno 9:

Colazione: pancake di avena e mele - pagina 23

Pranzo: Insalata di ceci e avocado - pagina 44

Cena: Pollo con salsa all'ananas - pagina 98

Dessert: Crema di cocco con frutti di bosco - pagina 133

## Giorno 10:

Colazione: frullato di frutta - pagina 24

Pranzo: Insalata di quinoa e fagioli neri - pagina 45

Cena: Melanzane ripiene di quinoa e verdure con salsa al prezzemolo - pagina 99

Dessert: Crema di mango e cocco con briciole di noci pecan - pagina 134

## 11° giorno:

Colazione - Yogurt con cereali e frutti di bosco - pagina 25

Pranzo - Insalata di farro, melanzane e ceci - pagina 46

Cena - insalata di tempeh e olive - pagina 100

Dessert - Budino di cocco alla curcuma - pagina 135

## 12° giorno:

Colazione - Pancake con zucca e cannella - pagina 26

Pranzo - Insalata di lenticchie, avocado e carote - pagina 47

Cena - Insalata di quinoa con verdure, kefir e semi di girasole - pagina 101

Dessert - Crème brûlée al tè verde e limone - pagina 125

## 13° giorno:

Colazione - Porridge di zucca e curcuma con frutti di bosco - pagina 27

Pranzo - Zuppa di ceci e verdure - pagina 48

Cena - Insalata di sardine, avocado e quinoa - pagina 102

Dessert - Panna cotta alla curcuma con salsa ai frutti di bosco - pagina 126

## 14° giorno:

Colazione - Porridge di zucca e cannella - pagina 28

Pranzo - Salmone alla griglia con verdure e riso integrale - pagina 49

Cena - Zuppa di crauti e rosmarino - pagina 103

Dessert - Panna cotta al miele con salsa ai frutti di bosco - pagina 127

## Giorno 15:

Colazione - Fette di banana con burro di mandorle e miele - pagina 29

Pranzo - Filetto di salmone con verdure arrosto - pagina 50

Cena - Zuppa di patate e chiodi di garofano - pagina 104

Dessert - Mousse di cioccolato fondente e zenzero con frutti rossi - pagina 128

### 16° giorno:

Colazione - Frullato antinfiammatorio - pagina 30

Pranzo - Pollo al limone con asparagi e patate dolci - pagina 51

Cena - Riso rosso e curcuma con verdure grigliate - pagina 105

Dessert - Mousse alla curcuma con frutta fresca - pagina 129

### 17° giorno:

Colazione - Muesli di mele e cannella - pagina 31

Pranzo - Pollo alle erbe con insalata di verdure miste - pagina 52

Cena - Témpah al curry con verdure - pagina 106

Dessert - Torta al cacao con mirtilli e zenzero - pagina 130

### 18° giorno:

Colazione - Porridge con curcuma e cannella - pagina 32

Pranzo - Melanzane al forno con pomodorini e mozzarella - pagina 53

Cena - Insalata di kefir con ceci e verdure - pagina 107

Dessert - mousse di avocado e cioccolato fondente - pagina 131

### Giorno 19:

Colazione - Avocado toast con uova e spinaci - pagina 33

Pranzo - Zuppa di zucca e lenticchie - pagina 54

Cena - Insalata di sardine con avocado e zenzero - pagina 108

Dessert - Panna cotta con tè matcha e miele - pagina 132

### Giorno 20:

Colazione - Porridge di quinoa e mirtilli - pagina 34

Pranzo - Riso integrale con zucchine e curcuma - pagina 55

Cena - Sarde con spezie - pagina 109

Dessert - Crema di cocco con frutti di bosco - pagina 133

### Giorno 21:

Colazione: smoothie bowl alla fragola e banana - pagina 35

Pranzo: Risotto allo zafferano con verdure grigliate - pagina 56

Cena: Riso alla curcuma con verdure - pagina 110

Dessert: Crema di mango e cocco con briciole di noci pecan - pagina 134

### Giorno 22:

Colazione: Smoothie bowl con banana e avocado - pagina 15

Pranzo: Pasta integrale con verdure e pesto di avocado - pagina 57

Cena: Salmone arrosto con spinaci e limone - pagina 111

Dessert: Budino di cocco alla curcuma - pagina 135

**Giorno 23:**

Colazione: pancake di banana e avena - pagina 16

Pranzo: Fagioli alla texana con guacamole - pagina 58

Cena: Carciofi e fagioli bianchi con salsa alla senape - pagina 112

Dessert: crème brûlée al tè verde e limone - pagina 125

**24° giorno:**

Colazione: yogurt alle mandorle con frutti di bosco - pagina 17

Pranzo: insalata di fagioli verdi e pollo alla griglia - pagina 59

Cena: Pasta integrale con funghi e pomodorini - pag. 113

Dessert: Panna cotta alla curcuma con salsa ai frutti di bosco - pagina 126

**Giorno 25:**

Colazione: Pancake con zucca e cannella - pagina 18

Pranzo: Filetto di salmone con spinaci e patate dolci - pagina 60

Cena: Insalata verde con pollo e avocado - pagina 114

Dessert: Panna cotta al miele con salsa ai frutti di bosco - pagina 127

**Giorno 26:**

Colazione: porridge di quinoa e frutta secca - pagina 19

Pranzo: Filetto di branzino al timo e limone - pagina 61

Cena: Insalata di verdure rosse con pollo alla griglia - pagina 115

Dessert: mousse di cioccolato fondente e zenzero con frutti rossi - pagina 128

**27° giorno:**

Colazione: muffin alla banana e cioccolato - pagina 20

Pranzo: Orata al forno - pagina 62

Cena: Omelette con radicchio rosso ed erbe aromatiche - pagina 116

Dessert: Mousse alla curcuma con frutta fresca - pagina 129

**Giorno 28:**

Colazione: pancake di zucca con semi di chia - pagina 21

Pranzo: Pollo alla curcuma e ceci - pagina 63

Cena: Spaghetti integrali al limone e basilico con gamberi al vapore - pagina 117

Dessert: Torta al cacao con mirtilli e zenzero - pagina 130

***** NOTA BENE: IL DESSERT È DISPONIBILE SOLO UNA O DUE VOLTE A SETTIMANA!**

# CONOSCIAMO MEGLIO GLI INGREDIENTI...

**Salmone: il salmone** è un pesce grasso ricco di acidi grassi omega-3, noti per i loro effetti antinfiammatori. Inoltre, il salmone è una buona fonte di proteine di alta qualità, vitamina D e selenio.

**Curcuma:** la curcuma è una spezia spesso utilizzata nella cucina indiana. Contiene un principio attivo chiamato curcumina, che ha proprietà antinfiammatorie e antiossidanti. La curcuma è anche associata a un minor rischio di malattie cardiache, diabete e cancro.

**Zenzero: lo** zenzero è una radice spesso utilizzata nella cucina asiatica. Contiene principi attivi chiamati gingeroli e shogaoli, che hanno proprietà antinfiammatorie. Inoltre, lo zenzero è associato a una riduzione dei sintomi di nausea e mal di testa.

**Avocado:** l'avocado è un frutto ricco di grassi sani, fibre, vitamina E e potassio. Inoltre, l'avocado contiene sostanze attive chiamate fitosteroli, che possono contribuire a ridurre il colesterolo.

**Quinoa:** la quinoa è un cereale senza glutine ricco di proteine di alta qualità, fibre e minerali come magnesio, fosforo e ferro. Inoltre, la quinoa è una fonte di carboidrati con un basso indice glicemico, che può aiutare a regolare i livelli di zucchero nel sangue.

**Fagioli neri: i** fagioli neri sono una buona fonte di proteine vegetali, fibre, ferro e potassio. Inoltre, i fagioli neri contengono composti attivi chiamati antociani, che hanno proprietà antiossidanti e antinfiammatorie.

**Spinaci: gli spinaci** sono una verdura a foglia verde ricca di sostanze nutritive come la vitamina C, la vitamina K, l'acido folico e il ferro. Gli spinaci contengono anche composti attivi chiamati flavonoidi, che hanno proprietà antinfiammatorie e antiossidanti.

**Semi di chia:** I semi di chia sono un'ottima fonte di fibre, proteine, acidi grassi omega-3 e antiossidanti. Sono inoltre ricchi di calcio, magnesio e fosforo. Possono contribuire a ridurre il rischio di malattie cardiache, ad abbassare il colesterolo e a migliorare la salute dell'apparato digerente.

**Cavolo nero: il** cavolo nero è un tipo di cavolo ricco di vitamine A, C e K e di minerali come il calcio e il ferro. Contiene anche antiossidanti e composti antinfiammatori come carotenoidi e flavonoidi. Può contribuire a ridurre il rischio di malattie cardiache e a migliorare la salute dell'apparato digerente.

**Semi di lino:** I semi di lino sono una fonte di fibre, proteine, acidi grassi omega-3 e lignani (fitoestrogeni). Possono contribuire a ridurre il rischio di malattie cardiache, diabete e cancro, a migliorare la salute dell'intestino e a ridurre l'infiammazione.

**Peperoncino:** Il peperoncino contiene una sostanza chiamata capsaicina, in grado di alleviare il dolore e l'infiammazione. Inoltre, può stimolare il metabolismo e frenare l'appetito, diventando così un ingrediente popolare nella cucina per la perdita di peso.

**Funghi: i** funghi sono una buona fonte di vitamine del gruppo B, come la riboflavina e l'acido folico, e di minerali come il selenio e il rame. Contengono inoltre polisaccaridi come il beta-glucano, in grado di rafforzare il sistema immunitario e ridurre le infiammazioni.

**Uova: le** uova sono una buona fonte di proteine di alta qualità e contengono anche vitamine del gruppo B, vitamina D, selenio e colina. Sono inoltre ricche di antiossidanti come la luteina e la zeaxantina.

**Broccoli: i** broccoli sono ricchi di vitamine, minerali e antiossidanti, tra cui vitamina C, calcio e beta-carotene. Contengono anche composti vegetali chiamati glucosinolati, che possono aiutare a prevenire il cancro. Inoltre, i broccoli sono una buona fonte di fibre e contengono poche calorie, I chiodi di garofano sono i boccioli essiccati dell'albero dei chiodi di garofano. Sono ottimi per la perdita di peso.

**Chiodi di garofano: sono** ricchi di antiossidanti e hanno proprietà antinfiammatorie e analgesiche. I chiodi di garofano sono anche una buona fonte di minerali come il manganese e il ferro.

**Tempeh: il** tempeh è un alimento fermentato ricavato dai semi di soia che ha una consistenza simile alla carne. È ricco di proteine, fibre e vitamine del gruppo B. Inoltre, il tempeh è una fonte di isoflavoni, composti vegetali con proprietà antinfiammatorie e anticancerogene.

**Rosmarino: il** rosmarino è una pianta aromatica spesso utilizzata come spezia in cucina. Contiene composti vegetali come l'acido rosmarinico, che ha proprietà antinfiammatorie e antiossidanti. Inoltre, il rosmarino è una buona fonte di ferro, calcio e vitamina B6.

**Patate: le patate sono un'**ottima fonte di carboidrati complessi che forniscono energia a lungo termine. Le patate contengono anche vitamine del gruppo B e potassio, un minerale che aiuta a regolare la pressione sanguigna. Tuttavia, le patate contengono anche amido, che per alcune persone è difficile da digerire, soprattutto se consumate fritte.

**Legumi: i** legumi sono un'ottima fonte di proteine vegetali, fibre e carboidrati complessi. Contengono anche vitamine del gruppo B, ferro e altri minerali. Inoltre, i legumi sono ricchi di composti vegetali chiamati fitonutrienti, che hanno proprietà antinfiammatorie e antiossidanti. Tuttavia, per alcune persone i legumi possono essere difficili da digerire e possono causare flatulenza.

# SUGGERIMENTI PER LA PREPARAZIONE DEGLI ALIMENTI

**Broccoli:** per preservare al meglio i nutrienti dei broccoli, è meglio cuocerli al vapore o in padella con un po' di olio extravergine d'oliva, senza cuocerli troppo. Per migliorare l'assorbimento del calcio contenuto nei broccoli, è consigliabile abbinarli a fonti di vitamina D come i latticini o il pesce.

**Chiodi di garofano:** i chiodi di garofano possono essere utilizzati in molti piatti, ma per sfruttare al meglio le loro proprietà antinfiammatorie e antiossidanti, è meglio usarli interi e non in polvere. È inoltre importante non esagerare con le quantità, poiché i chiodi di garofano possono avere un sapore molto forte.

**Tempeh:** il tempeh è un'ottima fonte di proteine vegetali, ma per renderlo più digeribile e aumentare l'assorbimento dei nutrienti è consigliabile marinarlo prima della cottura. Può anche essere cotto in padella o al forno e abbinato a verdure e cereali per creare piatti equilibrati.

**Rosmarino:** il rosmarino è una spezia con proprietà antiossidanti e antinfiammatorie e può essere usato per insaporire molti piatti. Per massimizzare i benefici per la salute, è meglio utilizzare il rosmarino fresco, tritarlo finemente e aggiungerlo a piatti come arrosti, verdure al forno o patate.

**Patate:** per preparare le patate in modo sano e gustoso, è meglio cuocerle al forno o al vapore piuttosto che friggerle o bollirle troppo a lungo in acqua. Per creare piatti equilibrati, si possono abbinare a fonti proteiche vegetali come legumi o tofu e verdure fresche.

**Legumi:** i legumi sono un'importante fonte di proteine vegetali e di fibre. Per renderli più digeribili e migliorare l'assorbimento dei nutrienti, si consiglia di metterli in ammollo in acqua per qualche ora prima della cottura. Per creare piatti equilibrati, i legumi possono essere combinati con cereali integrali e verdure fresche, creando pasti sani e nutrienti.

# ALCUNE INFORMAZIONI SULLE MALATTIE INFIAMMATORIE

Esistono diverse condizioni infiammatorie che possono colpire il nostro organismo. Ecco alcune delle più comuni e come la dieta antinfiammatoria può aiutare a prevenirle o a gestirle:

**Artrite reumatoide:** questa malattia autoimmune provoca l'infiammazione delle articolazioni e può causare dolore, rigidità e gonfiore. Una dieta antinfiammatoria può contribuire a ridurre l'infiammazione e ad alleviare i sintomi dell'artrite reumatoide. Si raccomanda di evitare gli alimenti elaborati, gli zuccheri raffinati, i carboidrati semplici e i grassi saturi, scegliendo invece alimenti ricchi di antiossidanti, acidi grassi omega-3, fibre e proteine magre.

Morbo **di Crohn:** questa malattia infiammatoria cronica dell'intestino può causare dolore addominale, diarrea e perdita di peso. La dieta antinfiammatoria può contribuire a ridurre l'infiammazione intestinale e ad alleviare i sintomi. Si raccomanda di evitare cibi ad alto contenuto di grassi, latticini, glutine e cibi piccanti o conditi. Si consigliano invece alimenti ricchi di fibre solubili, verdure a foglia verde, frutta fresca, pesce e carne magra.

**Malattie cardiache:** L'infiammazione cronica può contribuire allo sviluppo di malattie cardiache come l'aterosclerosi. Una dieta antinfiammatoria può aiutare a ridurre l'infiammazione e a prevenire le malattie cardiache. Si raccomanda di evitare gli alimenti ricchi di grassi saturi, zuccheri raffinati e carboidrati semplici e di scegliere invece alimenti ricchi di antiossidanti, fibre, acidi grassi omega-3 e proteine magre.

**Asma:** l'infiammazione delle vie respiratorie può causare l'asma. Una dieta antinfiammatoria può contribuire a ridurre l'infiammazione e ad alleviare i sintomi dell'asma. Si raccomanda di evitare gli alimenti elaborati, gli zuccheri raffinati, i carboidrati semplici e i grassi saturi e di scegliere invece alimenti ricchi di antiossidanti, acidi grassi omega-3, fibre e proteine magre.

In generale, la dieta antinfiammatoria può aiutare a ridurre l'infiammazione nell'organismo e a prevenire o trattare molte malattie infiammatorie. Tuttavia, è importante consultare sempre un medico o un nutrizionista prima di apportare modifiche sostanziali alla propria dieta.

# GLOSSARIO

**Infiammazione:** risposta del sistema immunitario a una lesione o a un'infezione che può causare dolore, gonfiore, calore e arrossamento.

**Alimenti FODMAP:** un gruppo di carboidrati a catena corta che in alcune persone possono causare sintomi gastrointestinali come gonfiore, flatulenza e diarrea.

**Omega-3:** acidi grassi essenziali che possono contribuire a ridurre l'infiammazione nell'organismo e a migliorare la salute del cuore e del cervello. Si trovano principalmente nel pesce azzurro, nei semi di lino e nell'olio di pesce.

**Antiossidanti:** sostanze che aiutano a prevenire i danni alle cellule causati dai radicali liberi, ovvero molecole instabili prodotte dal metabolismo e da fattori esterni come l'inquinamento e i raggi UV. Si trovano principalmente in frutta, verdura e spezie come la curcuma e lo zenzero.

**Probiotici:** batteri benefici che aiutano a mantenere l'equilibrio della flora intestinale e a migliorare la salute del sistema immunitario e digestivo. Si trovano soprattutto negli alimenti fermentati come yogurt, kefir e kimchi.

**Glutine:** proteina presente in cereali come il grano, la segale e l'orzo, che può causare problemi digestivi in alcune persone, come la celiachia e la sensibilità al glutine non celiaca.

**Artrite reumatoide:** una malattia autoimmune che causa l'infiammazione delle articolazioni e può portare a danni permanenti alle stesse.

Morbo **di Crohn:** malattia infiammatoria cronica dell'intestino che può causare dolore, diarrea, perdita di peso e altri sintomi gastrointestinali.

**Indice glicemico:** una scala che misura l'effetto di un alimento sulla glicemia. Gli alimenti con un alto indice glicemico possono causare picchi di zucchero nel sangue, mentre quelli con un basso indice vengono digeriti più lentamente e mantengono stabile la glicemia.

**Acido urico:** prodotto di scarto del metabolismo proteico che può accumularsi nelle articolazioni e causare dolorosi attacchi di gotta. Gli alimenti ricchi di purine, come le frattaglie e alcuni tipi di pesce, possono aumentare i livelli di acido urico nel sangue.

**Intolleranza al lattosio:** incapacità di digerire il lattosio, lo zucchero del latte, a causa dell'assenza dell'enzima digestivo lattasi. Può provocare gonfiore, flatulenza, diarrea e altri disturbi gastrointestinali.

**Sindrome dell'intestino irritabile:** disturbo cronico del tratto gastrointestinale che provoca dolore addominale, gonfiore e alterazioni delle abitudini intestinali. Può essere causata da diversi fattori, tra cui lo stress, la dieta e l'infiammazione.

**Antiossidanti:** sostanze naturali presenti in alcuni alimenti che proteggono le cellule dallo stress ossidativo e dall'infiammazione.

**DHA:** acido docosaesaenoico, un tipo di acido grasso omega-3 che si trova principalmente nei pesci grassi e svolge un ruolo importante per la salute del cervello e del sistema nervoso.

**EPA:** acido eicosapentaenoico, un altro tipo di acido grasso omega-3 presente soprattutto nei pesci grassi, che ha proprietà antinfiammatorie.

**Senza glutine:** termine che si riferisce agli alimenti che non contengono glutine, una proteina presente nel grano, nella segale e nell'orzo che può causare reazioni immunitarie nelle persone affette da celiachia o sensibilità al glutine.

**Indice glicemico:** sistema di valutazione che indica la rapidità con cui un alimento innalza i livelli di glucosio nel sangue dopo il consumo.

**Omega-3:** una classe di acidi grassi essenziali presenti soprattutto nei pesci grassi che svolgono un ruolo importante per la salute del cuore, del cervello e del sistema nervoso.

**Probiotici:** batteri "buoni" presenti in alcuni alimenti e integratori che aiutano a mantenere l'equilibrio del microbiota intestinale e a migliorare la digestione e la salute dell'intestino.

**Sali minerali:** sostanze inorganiche essenziali per il corretto funzionamento dell'organismo, come calcio, ferro, magnesio, sodio e potassio.

**Superfood:** termine non scientifico che indica alimenti considerati particolarmente ricchi di nutrienti e benefici per la salute, come le bacche di goji, i semi di chia, l'acai, il cavolo nero, ecc.

**Vitamine:** sostanze organiche essenziali per la crescita e il corretto funzionamento dell'organismo, come la vitamina C, la vitamina D, la vitamina E, la vitamina K, le vitamine del complesso B, ecc.

**Lectine:** sono una classe di proteine presenti in molti alimenti come legumi, cereali integrali, semi e alcune verdure. Sono considerate antinutrienti perché possono interferire con l'assorbimento di nutrienti importanti come ferro, calcio e zinco. Tuttavia, alcune ricerche suggeriscono che alcune lectine possono anche avere effetti positivi sulla salute, come la riduzione del rischio di cancro e di malattie cardiache. Alcune persone sono sensibili alle lectine e accusano sintomi come gonfiore, diarrea e nausea dopo aver mangiato alimenti contenenti lectine. Tuttavia, le conoscenze su questo argomento sono ancora limitate e non tutti gli esperti concordano sul fatto che le lectine debbano essere evitate nella dieta.

# CONCLUSIONI

Caro lettore, spero che questo libro di cucina ti abbia fornito molte informazioni preziose sull'alimentazione antinfiammatoria e ti abbia ispirato a cucinare piatti sani e gustosi per te e per i tuoi cari.

La dieta antinfiammatoria può fare la differenza nella prevenzione di molte malattie infiammatorie e con queste ricette avete la possibilità di includere nella vostra dieta molti alimenti nutrienti. Ricordate che la scelta degli ingredienti e la loro preparazione sono fondamentali, e spero che gli approfondimenti sulle proprietà nutrizionali vi abbiano aiutato a capire meglio come questi alimenti possono influire sulla vostra salute.

Sappiamo tutti che cambiare dieta non è facile, ma con la determinazione e l'aiuto di questo ricettario riuscirete a fare le scelte giuste per il vostro benessere. Vi incoraggio a continuare a provare nuove ricette e a sperimentare nuovi ingredienti, ma ricordate sempre di scegliere alimenti freschi e ricchi di sostanze nutritive e di evitare quelli altamente elaborati.

Ricordate che la salute è un processo e ogni piccolo passo verso una dieta più sana è un passo nella giusta direzione. Grazie per aver scelto questo ricettario e per il vostro impegno a favore della salute e del benessere.